现代医院后勤建设与管理丛书　主审：张伟

GUIDELINES FOR EMERGENCY MANAGEMENT OF HOSPITAL LOGISTICS

医院后勤应急管理指南

主　编：陈昌贵　谢　磊
副主编：辛衍涛　王　岚　胡　滨

中国出版集团
研究出版社

图书在版编目（CIP）数据

医院后勤应急管理指南/ 陈昌贵，谢磊主编．-- 北京：研究出版社，2018.7

ISBN 978-7-5199-0433-3

Ⅰ ①医… Ⅱ．①陈… ②谢… Ⅲ．①医院－后勤管理－指南 Ⅳ．① R197.32-62

中国版本图书馆 CIP 数据核字（2018）第 108149 号

出 品 人：赵卜慧
责任编辑：陈侠仁

医院后勤应急管理指南

YIYUAN HOUQINYINGJI GUANLI ZHINAN

作　　者：陈昌贵　谢磊　主编
出版发行：研究出版社
地　　址：北京市朝阳区安定门外安华里 504 号
电　　话：010-64217619　64217612（发行中心）
网　　址：www.yanjiuchubanshe.com
经　　销：新华书店
印　　刷：北京佳明伟业印务有限公司
版　　次：2018 年 7 月第 1 版　2018 年 7 月第 1 次印刷
开　　本：787 毫米 ×1092 毫米　1/16
印　　张：15.75
字　　数：250 千字
书　　号：ISBN 978-7-5199-0433-3
定　　价：68.00 元

《医院后勤应急管理指南》
编撰委员会

主　　审： 张　伛

主　　编： 陈昌贵　谢　磊

副 主 编： 辛衍涛　王　岚　胡　滨

编撰委员会（排名不分先后）

廖志林　朱　晞　谢　娟　周良贵　李志安　张宏伟
贺悦铖　刘　建　杨　扬　李鸿浩　刘利达　朱春堂
宋天骏　朱　勇　杨彬林

策 划 单 位： 北京筑医台文化有限公司

编委会秘书处： 梁　菊　何芙蓉

参编单位（排名不分先后）

四川大学华西医院

杭州市妇产科医院（杭州市妇幼保健院）

北京回龙观医院

上海市质子重离子医院

南京鼓楼医院

安徽省立医院（中国科学技术大学附属第一医院）

厦门大学附属第一医院

上海交通大学医学院附属第九人民医院

上海交通大学医学院护理学院

复旦大学附属妇产科医院

泰康西南医学中心

上海益中亘泰（集团）股份有限公司

山东润一智能科技有限公司

序

2017年7月25日，国务院办公厅印发《关于建立现代医院管理制度的指导意见》。“意见”强调：“健全后勤管理制度……合理配置适宜医学装备，建立采购、使用、维护、保养、处置全生命周期管理制度。探索医院‘后勤一站式’服务模式，推进医院后勤服务社会化。”改善、创新医院后勤管理制度，提高医院整体管理水平和医疗服务质量，既为国之大势，也是民之所向。

随着改革开放40年的发展，我国社会主要矛盾的性质和特点发生了深刻变化。党的十九大报告明确指出：“我国社会主要矛盾已经转化为人民日益增长的美好生活需要和不平衡不充分的发展之间的矛盾。”保障公民生命健康安全是人民享受美好生活的根本，也是医疗行业的初心和使命。后勤作为医院重要保障部门，在履行这一伟大使命过程中发挥着不可忽视的作用。

政策之外，大数据时代奔袭而至，信息技术日新月异，技术迭代与创新不可逆转，如此形势也要求作为医院基础保障的后勤部门与时俱进，建立并完善以社会化、信息化、智能化、精细化为指导的管理思路和运营策略。

综观我国医改深度及国际医疗延伸方向、国家政策红利和医学技术发展水平，总结近年医院后勤管理先进制度及优秀经验、纠正并改善后勤管理不足之处等方面的工作刻不容缓。是以，中国医院协会后勤管理专业委员会及全国各分会携手筑医台图书（北京筑医台文化有限公司）共同编撰《现代医院后勤建设与管理》丛书，以期总结全国各地医院后勤创新发展经验，指导医疗行业和谐健康发展。丛书拟 5 册：《医院后勤创新思维与实践》《医院后勤应急管理指南》《现代医院智慧物资系统建设与应用》《医院消毒供应中心质量管理与院感控制》《医院后勤安全管理指南》。丛书内容全面系统，既包含现代医院后勤管理社会化、精细化等前沿理论，更涉及消防管理、危化品管理、应急管理等实操内容，是我国医院后勤管理者及一线工作人员长期实践的指导用书。

丛书的出版，旨在引导医院后勤从业人员相互学习借鉴、取长补短，积极探索行之有效的后勤管理制度及创新策略，为全面提升医疗服务质量，满足人民美好生活需求而努力。

张　伟

2018 年 7 月

前言

医院后勤部门在医院整体建设及发展过程中，都发挥着重要的支持和保障作用。医院后勤工作开展得是否顺利，管理制度是否完善，员工职能素质是否合格，对医院正常医疗活动和医疗秩序影响重大。

医院后勤服务对象广。对医务工作者而言，后勤部门是保障、是物质基础、是“衣食父母”；对患者及家属而言，后勤部门是“以患者为中心”“以人为本”的理念输出部门，大到院感控制、医疗安全，小到餐厅卫生、绿化景观，从细节处影响着患者的住院体验和住院满意度。

作为医疗救治及护理服务的提供单位，医院在处置突发公共卫生事件和群体伤亡事件的同时，因自身全天候、不间断为社会提供大量服务工作的属性，其也面临着各种突发事件的挑战：可能是医疗本身导致的有害物质突发泄漏，也可能是外来恐怖威胁等。医院后勤作为突发事件核心物资保障部门、医患双方协调组织单位，如何提高后勤员工突发事件应对能力，满足医院应急管理需求，是后勤管理者面临的重要课题。

为解决医院后勤在管理过程中出现的如准备不充分、反应迟缓、应接不暇、顾此失彼、问题处理不到位等情况，总结我国医院后勤管理实践优秀工作经验，指导一线工作人员合理有效地安排后勤工作，中国医院协会后勤管理专业委员会特组织杰出的医院院长、一线工作人员等共同编写了《医院后勤应急管理指南》。本书旨在完善我国医院后勤管理制度，并通过具有普遍指导意义的应急实践，提升各级医院后勤应急管理工作水平。

为提升读者阅读感受，理解作者编写逻辑，图书分上、下两篇。上篇“医院后勤应急管理理论”，主要内容包括：相关概念、后勤应急体系建设与关键点、应急预案的编制与管理等系统理论知识。下篇“医院后勤应急管理要点与案例”，主要内容包括：医院建筑物安全与施工安全应急管理、治安消防及公用设施安全应急管理、食品安全与有害物质应急管理等多个典型的医院突发事件的管理。上篇理论指导实践，下篇实践验证理论，承接紧密、内容翔实、首尾呼应，既顾及读者需求，又不失创作初心，顾此而不失彼。

在图书编写过程中，编委会认真听取和采纳了多位行业专家的宝贵意见，并得到了医院后勤优秀服务企业的大力支持。在此，对他们严谨的治学态度和敬业精神表示衷心感谢。

由于编写时间有限，书中难免存在不妥、疏漏之处，敬请读者朋友批评指正，以期在修订时进一步完善。

谢　磊

2018 年 7 月

目 录

上篇 医院后勤应急管理理论

第一章
医院后勤应急管理概论

张 伟 谢 磊 刘 建 杨 扬 张宏伟

第一节 应急管理与突发公共卫生事件 /4
第二节 医院应急管理 /9
第三节 医院后勤应急管理体系建设与关键点 /14

第二章
医院应急管理体系建立和实施

周良贵

第一节 权责组织架构 /28
第二节 医院安全预警体系建设 /33
第三节 现场指挥机制 /36
第四节 应急知识培训与应急演习 /41

第三章
医院后勤应急准备的脆弱性分析

谢　娟　李鸿浩

第一节　风险管理概述 /54

第二节　医院风险与脆弱性分析 /55

第三节　高脆弱性事件案例分析 /58

第四章
医院后勤应急预案编制与管理

朱春堂　周良贵　宋天骏　朱　勇

第一节　应急预案分类与编制　/64

第二节　医院后勤应急预案编制要点　/72

第五章
医院舆情与新闻危机管理

廖志林

第一节　医院舆情管理　/76

第二节　医院新闻危机特征及应对原则　/79

第三节　医院新闻危机应对案例　/81

第六章
医院后勤应急管理研究

辛衍涛

第一节　医院后勤应急管理研究概述　/86

第二节　医院后勤应急管理研究的重点领域　/92

第三节　医院后勤应急管理研究面临的主要问题　/98

下篇　医院后勤应急管理要点与案例

第七章
建筑物安全及施工安全应急管理

朱 晞

第一节　建筑物及附属设施安全应急预案要点与案例分享　/104
第二节　施工安全应急预案要点与案例分享　/118

第八章
治安消防安全应急管理

陈昌贵

第一节　火灾应急预案要点与案例分享 /130
第二节　反恐暴力事件应急预案要点与案例分享 /134
第三节　医疗安全事件应急预案要点与案例分享 /137

第九章
公用设施安全应急管理

朱春堂　宋天骏　朱 勇

第一节　大面积停电应急预案要点与案例分享 /142
第二节　锅炉房应急预案要点与案例分享 /146
第三节　大面积停水应急预案要点与案例分享 /151
第四节　通信系统故障应急预案要点与案例分享 /154
第五节　暖通系统应急预案要点与案例分享 /158
第六节　电梯故障应急预案要点与案例分享 /161
第七节　食品安全应急预案要点与案例分享 /165
第八节　库房紧急应急预案要点与案例分享 /168

第十章
灾害事件应急管理

张 伟　谢 磊　李志安　胡 滨　贺悦铖

第一节　极端天气应急预案要点与案例分享　/174
第二节　大型公共卫生事件应急预案要点与案例分享　/187
第三节　不可抗力（地震）应急预案要点与案例分享　/194

第十一章
有害物质应急管理

王 岚

第一节　危化品泄漏应急预案要点与案例分享　/204
第二节　医疗废物应急预案要点与案例分享　/213
第三节　辐射防护安全事件应急预案要点与案例分享　/221

第十二章
医用气体系统及特种设备应急管理

刘利达　杨彬林

第一节　医用气体故障应急预案要点与案例分享　/232
第二节　特种设备应急预案要点与案例分享　/235

上篇

医院后勤应急管理理论

第一章　医院后勤应急管理概论

张 伟　谢 磊　刘 建　杨 扬　张宏伟

近年来，各类突发性公共卫生事件的发生，使应急管理工作备受关注。医院是各类突发事件应急救援任务的承担者，同时医院也会受到各种事件的损害。医院如何提高自身的抗打击能力，在各类应急事件中确保自身安全，开展应急救援活动，这是医院应急管理研究的重要内容。医院后勤在所有应急事件中扮演着支持保障的重要角色，应急救援前必须提供必要的场所、能源、物资、车辆、秩序等客观条件，所以医院后勤是应急救援的先行者。

本章第一节系统介绍应急管理的分类、模式，以及国内外应急管理研究的发展；第二节对医院应急管理进行论述；第三节主要对医院后勤应急管理一案三制的体系建设及关键点进行详细的分析和阐述。目前，我国医院后勤应急管理研究较为薄弱，本章主要对应急管理研究进行概述，提出了医院后勤应急管理的体系建设和管理关键点，希望为广大医院管理者提供参考。同时，也希望医院后勤管理者重视医院后勤的应急管理，并进行更加深入的研究。

第一节　应急管理与突发公共卫生事件

应急管理是为更有效地降低突发公共卫生事件所产生的负面影响而采用的计划、组织、协调和控制的总和；是通过一系列有效管理行为预防和处理突发公共事件，以便公共组织及其成员摆脱危机状态的行为过程。应急管理的界定中包含了两层含义：一是说明应急管理的目的；二是说明应急管理应该采取什么管理行为。20世纪70年代以后，在灾害研究的基础上应急管理成为一门独立的管理学科。我国应急管理研究主要分为三个阶段。

第一阶段是2003年以前，研究方向主要集中在灾害管理研究方面。目前可以检索到最早研究应急管理的学术文章是魏加宁发表于1994年第6期《管理世界》的《危机与危机管理》，文献对现代危机管理的核心内容进行了论述；还有中国行政管理学会课题组《我国转型期群体突发性事件主要特点、原因及政府对策研究》、薛澜《应尽快建立现代危机管理体系》等课题研究成果，是我国较早进行应急管理研究的文献。

第二阶段和第三阶段以2003年抗击“非典”和2008年汶川地震为标志，是应急管理的研究时期。2003年的“非典”暴露了我国政府应急管理工作中存在的诸多弊病，促使政府下定决心全面加强和推进应急管理工作。理论和实践的需要，使得2003年成为中国全面加强应急管理研究的元年。这一时期的应急管理实践和研究处于快速发展和繁荣时期，主要目的是更加清晰地看清应急管理研究的发展脉络。

第三阶段是应急管理研究质量提升时期。2008年南方雪灾、拉萨“3·14”事件和汶川特大地震，为应急管理研究提出了严峻命题。党和政府以及学界从不同角度深入总结我国应急管理的成就和经验，查找存在问题，我国应急管理体系建设再一次站到历史的新起点上。

在应急管理研究基础之上，我国逐步实现了卫生应急工作的法制化，相继出台了《中华人民共和国突发事件应对法》《突发公共卫生事件应急条例》《国家卫生应急队伍管理办法（试行）》《关于进一步加强公立医院卫生应急工作的通知》《关于加强卫生应急工作规范化建设的指导意见》等相关文件，从政策法规及政策层面规范我国卫生应急工作，初步建成我国卫生应急管理的体系。

2016年10月，中共中央、国务院印发《“健康中国2030”规划纲要》，成为新时期卫生工作的纲领性文件。其中，明确提出了“提高防灾减灾和应急能力。完善突发事件卫生应急体系，提高早期预防、及时发现、快速反应和有效处置能力。建立包括军队医疗卫生机构在内的海陆空立体化的紧急医学救援体系，提升突发事件紧急医学救援能力。到2030年，建立起覆盖全国、较为完善的紧急医学救援网络，突发事件卫生应急处置能力和紧急医学救援能力达到发达国家水平。进一步健全医疗急救体系，提高“救治效率”。这为今后我国医院应急管理指明了方向。医院是突发公共卫生事件应急救援体系的重要环节，2008年汶川地震时，全国很多医疗救援队伍深入灾区进行紧急医疗救援工作，但是由于缺乏必要的医疗、生活物资保障，难以实现自我保障，救援受限。随着我国应急救援医疗体系的逐步完善，物资充足、自我保障型的救援队已经形成。如何落实建立海陆空立体化的紧急医学救援体系，提升突发事件紧急医学救援能力将成为医院应急管理研究的重点。

但是，针对医院自身遭受各类突发公共卫生事件的应急管理方面的研究还明显不足。针对医院应急管理应该更加明晰、落地，具备较强的可操作性。在医院应急准备工作中，应该通过丰富的实证研究与调查，不断深入，通过科学的研究解决实际问题。在此基础上，逐步制定和完善医疗机构的应急标准和应急准备规范，逐步作为医院认证工作、管理检查的基础工作，督促医院将应急管理作为长效机制进行完善。

一、突发公共卫生事件分类

突发公共卫生事件是指突然发生，造成或者可能造成严重损害社会公众健康的重大传染病疫情、群体性不明原因疾病、重大食物和职业中毒以及其他严重影响公众健康的事件。突发公共卫生事件主要包括自然灾害、事故灾害、公共卫生事件和社会安全事件。

自然灾害：主要包括台风、冰雹等气象灾害，火山、地震、山体崩塌等地质灾害，海啸等海洋灾害以及森林火灾等，包括由此而产生的对居民的直接或间接灾害，如2008年的“5·12”汶川地震。

事故灾害：主要包括民航、铁路等重大交通运输事故，工矿企业、建设工程、公共场所发生的各类重大安全事故，供水、供电、供气等城市生命线事故以及通信、信息网络、特种设备等安全事故，核事故与辐射事故、重大环境污染和生态破坏事故等。例如，1984 年印度某农药厂毒气泄漏事故、1986 年苏联切尔诺贝利核灾难（INES7）等。

公共卫生事件：主要包括突然发生的重大传染病疫情、群体性不明原因疾病、重大食物和职业中毒以及其他严重影响公众健康的事件，如 2003 年的“非典”。

社会安全事件：主要包括涉及公共安全的重大刑事案件、恐怖袭击事件、经济安全事件以及规模较大的群体性事件等。例如，1995 年 3 月日本奥姆真理教实施的东京地铁毒气事件，2001 年 9 月美国“9·11”事件。

二、中美两国应急管理体系的形成和发展

（一）美国应急管理体系建设

由于突发性公共卫生事件造成人民生命财产损失，社会影响巨大，各国政府很早就开始着眼于各类突发事件的应急系统建设。1979 年，美国卡特总统基于一个研究小组对美国政府间的防灾体系进行分析后，宣布放弃原有分灾种、分部门的单一灾害管理模式，成立由总统直接领导的“联邦紧急事务管理局（Federal Emergency Management Agency，FEMA）”，并建立以此为核心的危机管理体系，这标志着综合灾害应急管理的开始。综合灾害应急管理通过整合社会各个层面有关灾害应急管理的责任和能力，构建包括备灾、响应、恢复和减灾全过程的灾害应急管理体系。在综合灾害应急管理理念的影响下，国际社会产生了一体化应急管理系统（The Integrated Emergency Management System，IEMS）。该系统极大地推动了不同层面应急管理资源拥有者的整合并使之形成合作关系，有力地把应急管理的注意力集中于灾害分析、能力评估、应急规划、能力保持、应急反应和恢复要求，反映了现代灾害应急管理的发展趋势和客观要求。1988 年，美国制定《斯塔福特救灾与紧急援助法案》，作为美国应急管理的法律保证。

对突发性公共卫生事件的研究，可以指导政府做出正确的应急管理计划。通过研究，可以发现政府制度上的欠缺，管理体制上的漏洞，凸显立法工作中的空白。同时，任何一次重大的瘟疫或自然灾害，对于任何一种管理体制来说，都是一种检验。虽然之前有很多应急管理探索，但是真正让突发公共卫生事件应急管理成为全球瞩目的焦点问题，是 2000 年以后发生的一系列标志性突发公共卫生事件。它们对国家卫生政策、医院管理实践及应急管理研究都产生了巨大影响。

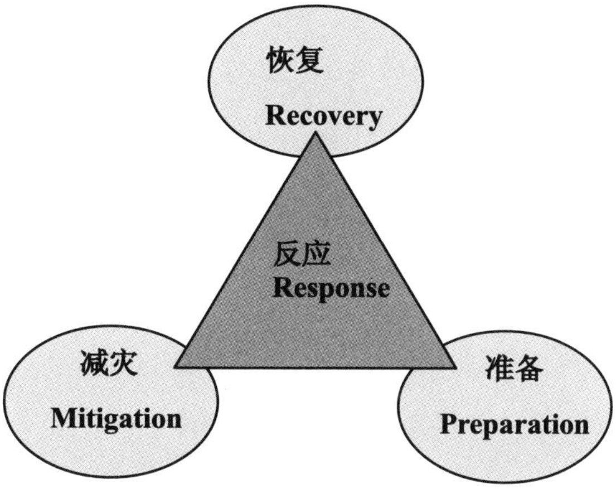

图 1-1 应急管理过程示意图

2001 年“9·11”恐怖袭击事件及随后发生的以邮件方式感染炭疽病例，使美国也调整了自身组织架构和管理体系。2003 年 3 月，美国新组建了国土安全部（DHS），将 FEMA 及其他相关部门纳入领导，以应对威胁国家本土安全的重大事件。2005 年 1 月，国土安全部及其他部门合作制定美国《国家应急反应计划》，成为目前美国应急管理的核心行动计划。管理体系包括：政府行政决策层面（美国总统、国家卫生理事会、国土安全部等部门）和执行部门。执行部门主要由美国卫生和公共服务部（DHHS）牵头，多部门参与。新的三级应对体系自上而下包括：CDC（联邦）疾病控制与预防系统 –HRSA（地区 / 州医院应急准备系统）–MMRS（地方城市医疗应急系统）三个子系统。以 CDC 为核心，国家及地方的卫生机构负责，构筑公共卫生防护网；其他还包括信息收集系统、保障系统等。

（二）中国应急管理体系建设

我国突发性公共卫生事件应急管理体系建设是 2000 年一系列重大事件发生后逐步建立和完善的。2003 年 SARS 刚开始在广东蔓延时，以为只是一场局部公共卫生危机，几个月内 SARS 波及全球 31 个国家和地区，造成 8000 多人发病，逾 700 人死亡，成为人类历史上又一场瘟疫灾难。

我国 24 个省、自治区、直辖市先后发生疫情，波及 266 个县（市）和市（区），累计报告病例 5327 例，治愈出院 4947 例，死亡 349 例。SARS 的肆虐使我们不得不从理性思维的层面进行全面而深刻的反思，同时也暴露了我国公共卫生系统对其识别能力不足，对危机的危害估计不充分的缺陷。这场灾难从本质上暴露出我们缺乏应对全球性公共卫生危机的应急管理机制和处理能力，对应急管理研究的严重滞后。

在SARS之前，我国应对突发公共卫生事件的法律性文件是1989年9月1日施行的《中华人民共和国传染病防治法》，已经有12年未作更新与修订，法律仅仅针对传染病的防治，缺乏应对其他突发性公共卫生事件的管理措施。这一滞后的结果导致我国公共卫生应急体系建设严重滞后于工业化、城市化的进程，也直接导致了SARS的大规模流行。

国务院于2003年底成立国务院办公厅应急预案工作小组，先后组织召开了国务院各部门和部分重点省、市预案工作会议，全国上下全面开展应急预案的编制工作。在发展经济的同时，如何建立应对突发公共卫生事件的法律、法规及指挥协调机制，成为应急管理研究的重要课题。2003年4月1日，时任国务院副总理的吴仪在视察中国疾病预防控制中心（CDC）时，首次在公开场合提到建立中国突发公共卫生事件应急机制的迫切性。此举被国外舆论评价为“公共卫生事业上的转折点”，是会对未来中国产生深远影响的“标志性事件”。2003年5月9日《突发公共卫生事件应急条例》颁布实施。

2006年1月8日，国务院发布《国家突发公共事件总体应急预案》。预案包括《国家突发公共事件总体应急预案》和25件专项预案、80件部门预案，共计106件。在此指导下，全国各省、自治区、直辖市的省级突发公共事件总体应急预案逐步编制完成。2007年8月30日，我国通过《中华人民共和国突发事件应对法》，从法律角度完善了应急体系建设。

2008年的“5·12”汶川地震，我国刚刚形成的突发性公共卫生事件应急体系得到了检验，在关键时候发挥了较大的作用。地震发生后，国家启动地震灾害应对一级响应，成立以温家宝总理为总指挥的抗震救灾总指挥部。处置过程中，我国政府对内响应迅速，协调联动，处置得当，军民结合，社会动员，对外信息公开透明，心态开放，广纳外援，赢得了国际社会的高度评价和广泛赞誉，也为我国处置特大突发事件积累了宝贵经验。

在2008年之后陆续发生的芦山、云南鲁甸、新疆皮山等地震灾害处置，以及甲型H1N1流感、人感染H7N9禽流感、中东呼吸综合征输入病例等应对中，在国外埃博拉出血热疫情、尼泊尔地震等一系列突发事件的救援中，我国应急救援体系逐步得以完善，应急体系建设也得到加强：应急队伍力量的建立和应急培训及演练；应急社会动员机制；基层应急管理能力；公共安全教育和应急避难场所建设；建立应急管理的国际合作机制等。

第二节　医院应急管理

一、医院常见应急事件

每次发生灾难时，医院必然成为救治伤员的必需场所，成为整个医疗救援体系的最终提供者。但各类突发公共事件也可能在医院内发生，医院本身也可能成为灾难的受害者，如果医院自身缺乏良好的应对灾难的策略，将可能使患者和医护人员陷入极大的危险之中，无法完成救治伤者的任务。笔者将对医院常见的、可能造成威胁的各类应急事件也按照突发公共卫生事件进行相应分类。

（一）公共卫生事件

公共卫生事件主要指突然发生的重大传染病疫情、群体性不明原因疾病、重大食物和职业中毒以及其他严重影响公众健康的事件。这些事件往往在医院门诊、急诊等区域首先发现，如群体性不明原因的疾病、重大传染病疫情、重大食物中毒事件、重大职业中毒事件、传染病菌种或毒种丢失、职业暴露事件等。

（二）社会安全事件

医院是为社会提供医疗服务的单位，是特殊的公众聚集场所，人员密集、现金集中、贵重物资散布医院各处。在各行业中，医疗行业是公认的高风险行业，因为其面对的客体是生命，所以行业标准、职业道德要求极其严格。但受诸多因素制约，医疗事故仍不可避免，会引发争议、纠纷或者事故，甚至引发恶性事件，所以医院也成为不法分子频频侵害的重要目标。常见的社会安全事件，如恐怖袭击爆炸事件、医疗工作场所暴力事件、医院群体踩踏伤害事件、医学生和进修生意外事故、暴力抢劫财务室事件、信息网络突发事件、网络不良舆情事件、医疗不良事件（包括医院感染事件、特殊药品突发安全危害事件、医疗器械突发群体不良事件）等。

（三）事故灾害

医院储存、使用的毒麻药品、放射源、化学制剂等，液氧罐、氧气瓶、锅炉以及压力消毒设施等高压特种设备，一旦操作不当或管理不严，极易引发重大安全事故。医院因工作的特殊需要，使用大量的麻醉、医用酒精、氧气等，往往成为不法分子牟取暴利和违法犯罪的根源。常见的事故灾害包括：火灾、科研实验室危险化学药品事件、放射性药品、设施安全危害事件、生物实验室安全危害事件、后勤基建设备类突发事件（包括供气/汽故障、供电故障、供水故障、电梯坠梯或锁闭意外事件、建筑工程重大安全危害事件、设备安全危害事件）、医院信息系统故障等。

（四）自然灾害

医院是挽救生命的场所，现代医疗技术很多依赖于先进的医疗设备，这些设备的正常运转取决于电力、医用气体、锅炉、水等能源供应。自然灾害，如地震、高温、洪涝、台风、冰雪灾害等，也会对医院的正常运转带来巨大的威胁。

大多数医院通常更关注公共卫生事件，如紧急医疗救援和事故灾害所导致的突发性应急事件的处理，更多地进行相关演练及准备，而对于可能威胁到医院自身安全的灾难，如各类自然灾害、社会安全事件（如恐怖袭击）等，目前并没有引起国内医院足够的重视，从理念及行动上都需要完善和提高。近年来，许多大型灾难，如2003年的“非典”、2008年的雪灾、地震等，都造成了医院本身或医务人员的损害，其救援功能无法得到很好的发挥。在面对自然灾害和社会安全事件时，医院部分或全部受到破坏的情况下，如何尽全力保证医院部分医疗救护功能，将成为医院应急管理研究的重要内容。

二、应急管理与应急医学救援

无论何种突发公共卫生事件都可能造成大量的人员伤亡、财产损失。在经历灾难后，人们不断进行总结与改进。随着社会的发展和进步，人们逐步认识到通过对突发公共卫生事件的有效管理，可以预防部分危害事件的发生，有效救治事件中的受伤人群，降低事件中的损失，于是逐渐形成了应急管理的概念。

应急管理是一系列有计划、有组织的管理过程，主要任务是有效预防和处置各种突发公共事件，最大限度减少突发公共事件的负面影响，具体包括：对突发公共卫生事件做出预警；控制突发公共事件发生与扩大；开展有效救援，减少损失和迅速恢复正常状态。从时间系列的角度分析，应急管理总是遵循一个进程或发展周期。医院对于突发公共卫生事件管理的形成与最终解决都需要时间，其过程通常包括四个阶段：准备、减灾、反应和恢复，形成一个循环的过程。

开展有效救援是应急管理的重要组成部分，“突发性公共卫生事件”与“应急医学救援”是密不可分的。应急医学救援又是挽救生命、减少生命损失的重要环节。“应急医学救援”是指对突发公共事件引发的批量伤病员，运用现代医学等手段，按时效救治理论、原则，组织并实施医疗救治的活动。这个定义强调应急医学救援的目的是把突发事件对人的生命、健康的伤害降低到最低程度，强调它不是临时抢救某一病人，而是针对突发、伤情复杂、严重的集体性伤害的救援行动。

应急医学救援包括两个阶段。第一个阶段包括现场救护、途中监护与运输相结合的现代化救援。训练有素、装备精良、机动性强的紧急医疗应急救援队可以在第一时间在灾区现场全面展开医疗救援工作，对于提高抢救成功率、降低病残死亡率及快速恢复医疗救治体系具有非常重要的意义。目前，卫生应急救援队的建设在发达国家已经非常成熟，俄罗斯、德国、法国、日本、美国等国家都建立了快速、灵活、装备精良且经验丰富的救援队。2001 年 4 月，国家地震灾害紧急救援队（外称中国国际救援队）成立。2008 年汶川特大地震发生后，在全国范围内成立卫生应急救援专业队伍体系建设成为首要任务。2010 年，我国启动国家卫生应急队伍建设工作，按照《国家突发公共卫生事件应急预案》等相关预案要求，国家卫生计生委主要依托医疗卫生机构，成立了紧急医学救援队伍、突发急性传染病防控队伍、突发中毒事件应急处置类队伍和核辐射突发事件卫生应急类队伍近 40 支，逐步形成分区域、分类别应对和处置突发事件的紧急医学救援格局。2014 年，我国完成国家卫生应急队伍规划布局，应急队伍实现车载化、集成化和自我保障化要求，并逐步实行标准化、规范化管理，建立健全长期的培训与演练机制，使日常工作的医生在应急救援时转化为具备应急反应能力、机动部署能力、医疗救治能力、自我保障能力的队伍。

应急医学救援的第二个阶段是院内救治阶段。医院是以防病治病为主要任务的医疗机构，作为应急医学救援网络中的重要环节，医院在应急救援中具有重要的作用。同时，医院不仅是应急医学救援任务的主要承担机构，同时还承担着应急医学救援骨干力量的培训任务，对于整个救援体系中的医学骨干力量的知识、技能更新至关重要。在应急管理的发展中，医院为应急医学救援新项目应用与研究做了大量的创新与实践。一些全新的医学救援技术、方法、设备、药品、器械只有经过医院临床实践验证后方可在救援中运用。从这个层面上说，医院是各种应急系统中必不可少的组成部分，也使医院成为各种突发公共卫生事件应急的关注焦点。另一方面，医院作为医疗救援的重要场所，在灾难面前自身的完整性和可用性是发挥其作用的首要保证，所以医院平时的各项应急准备工作就显得非常重要。

三、中美医院应急管理的发展情况

2001 年“9·11”事件后，美国政府和卫生部门投入大量资源进行突发公共卫生事件的管理研究，逐步确立了当地、州、联邦（Local—State—Federal）三级应急体系，纳入了所有严重灾难时的卫生救助资源，包括医院（Hospitals）、诊所（Clinics）、护理之家（Nursing Homes）、轮替照顾机构（Alternate Care Facilities）、公共健康部门（Public Health Departments）和急诊医疗服务体（Emergency Medical Services Systems）。

2002 年，美国卫生资源与服务管理局（The US Health Resources and Services Administration，HRSA）制定国家生物恐怖医院准备项目（The National Bioterrorism Hospital Preparedness Program，NBHPP）以改善医院的应急准备，该项目主要包括医院的应急救援容量、净化能力、隔离能力、药品供给、支持训练与教育等方面。

2006 年以后，美国把国家生物恐怖医院准备项目（NBHPP）修改并更名为医院准备项目（The Hospital Preparedness Program，HPP）。医院准备项目由专门机构管理，资金用于增强医院和健康服务系统对于生物恐怖和其他公共卫生事件的准备能力。项目规定，医院必须优先完善的项目内容包括：共同操作联络系统、床位跟踪、人员管理（卫生专业志愿者提前登记的应急事件系统）、灾害管理计划和医院撤离计划 。医院准备项目资助项目包括：替代服务地点、移动医疗设备、药物存储、个人防护设备、清除污染等。医院准备项目的资金也被用于购买外科用品、个人防护设备、移动净化拖车、呼吸机、高效空气过滤器、药品（包括神经解毒剂、抗生素）、水、手提发电机、撤离设备、监护仪、液体加热器、帐篷、桌子、轻便床、椅子、电筒、取暖器、洗手池、超声仪、厕所、对讲机、自动回话系统。2006 年，美国政府通过医院准备项目斥资四亿七千万美元用于改善通信系统，增加社区应急储备管理者，操作演习者与供给和装备储存者之间的联络。

近年来，随着应急管理作为一门管理科学正在得到广泛的认可，医院应急管理研究得到了长足的发展。通过对医院应急管理研究的回顾分析发现，医院应急管理的一些基本理念和基本原则是在灾害研究和管理学研究的基础上建立起来的。使用关键词（disasters OR earthquake OR mass casualty OR public health emergency）AND hospitals AND（preparedness OR contingency plans）对 MEDLINE 数据库进行搜索，共筛选出 71 篇合格文献。按发表年限进行分析：80 年代以前相关文献仅 5

篇（7.04%），80年代共7篇（9.86%），90年代共11篇（15.49%），2000年至2008年共48篇（67.61%），特别是2001年后明显增加，这与美国世贸中心“9·11”事件和Katrina飓风灾害性事件有较大的关系。

基于以上研究，2008年美国医疗机构联合协会（Joint Commission on Accreditation of Healthcare Organizations，JCAHO）提出医院应急准备标准。该标准主要包括：组织与管理、应急预案、应急通信和联系计划、应急期间管理资源和财产的策略、应急期间的安全管理及交通管理、定义工作人员的角色和责任、管理应急期间的能源供应系统、处理病人临床和支持活动的策略、医院有计划地测试其急诊处理计划九大内容。

我国对于应急管理的研究是随着各种突发事件的发生而逐步展开的，每一次重大事件都会导致应急研究文章的大幅上升（表1-1）。文章内容也从以往单纯的医疗救援发展到区域中心医院布局、救援组织、物资准备、感染管理、志愿者管理、与国内外医疗单位协作管理、后勤保障、能源应急等各个方面。这充分说明对医院应急的研究已经引起医院管理者的充分重视。用医院应急管理的基本理论与基本原则来指导医院的应急反应实践，是每个医院管理者应当关注的课题。但是，我国目前还没有出台专门针对医院应急管理的相关标准和规范。

表1-1　时间与研究文章数量表

检索词	时间	文章数量
应急 医院	1975.1 – 2002.12	22
	2003.1 – 2008.5	154
	2008.5 – 2017.10	3123
医学救援 医疗救援	1976.1 – 2003.5	32
	2003.6 – 2008.5	188
	2008.5 – 2017.10	3327

第三节　医院后勤应急管理体系建设与关键点

一、医院后勤应急保障的特点

（一）医院后勤应急更加突出“急”

“兵马未动，粮草先行”，医院所有的应急流程开展之前，必须具备相关的房屋、设备、物资等基本条件，所有突发公共卫生事件都离不开后勤保障。例如，“5·12”汶川特大地震发生后，病人疏散，华西医院面临的首要问题是建筑还能不能继续使用，所以必须立即组织完成房屋安全性评估，随后启动紧急医疗救援。院内救援涉及搭建应急医疗场所（检伤分类、院感筛查等）、组织大量创伤类医疗救援物资，确保能源系统安全等方面；院外派出医疗队的医疗物资、生活物资等的准备，可以说，只有后勤应急基本完成后才能为抢救地震伤员打好基础。

（二）后勤保障应急更加突出“预见性”

1. 建筑的应急“预见性”

“9·11”事件发生后，弗吉尼亚州医院（Virginia Hospital Center-Arlington）涌入大量伤员、伤员家庭成员、医务人员、非医务人员、志愿者、媒体等，导致人员拥堵，医院无法很好地完成工作。急诊通道与医院的主要通道共用，造成应急时交通不畅。这充分说明医院在建筑规划时应有应急“预见性”：①医疗建筑应该预留充足的疏散空间；②在建筑设计时急诊科应该预留充分的应急储备空间；③建筑规划时应注意应急交通顺畅。

2. 各类后勤保障系统的“预见性”

各类后勤保障系统面对各种原因导致的供应故障，迅速恢复能源供应是医院临床治疗的客观要求。设置备用能源系统的关键不在于排除故障（有时故障也难以排除），而在于提供第二能源供应。应急措施能够在关键时候发挥作用，关键点就在于重视日常应急备用能源系统的建设、医用应急物资库房建设、备用应急通信系统建设、备用应急信息系统建设以及备用人员调度系统的建设等。完整有效的应急备用系统需要管理者具备“预见性”，在日常管理中充分融入应急观念，提前做好备用系统，在关键时刻才能保证医院后勤应急保障体系正常运转。

（三）后勤应急工作要求指挥更加精准

后勤工作人员部分存在文化程度较低，缺乏主动性的应急意识，在应急管理中特别应该重视应急指挥工作的准确性和任务的具体性。这样才能让后勤保障这样一个人员众多、专业繁杂的群体在关键时候充分调度，发挥应有的作用。

（四）后勤应急工作也要突出“专”

医院后勤工作的涉及面广，专业性强，必须有专业的技术人员从事管理工作，这样才能在紧急事件发生时，及时应用专业知识和经验解决问题。

（五）后勤应急的“相对性”

同样的应急事件在不同地域、不同时间造成的危害性不一致。五十年前基础设施发展尚不健全，医院停水停电不算是应急事件。随着医院各类先进设备的使用，发生任何问题都可能是重要的应急事件，而且严重影响的区域不仅是ICU、急诊等抢救生命的区域，信息中心停电也可能造成病人无法得到救治，进而可能造成严重的拥挤踩踏事件。停电、停水的区域也会造成完全不同的后果和影响。例如，停水对于普通病区不算是非常紧急的应急事件，但是如果发生在血液透析病房就可能造成非常严重的后果。

二、医院后勤应急管理体系建设

我国卫生应急管理体系是以“一案三制”为基础形成的。“一案”为突发公共事件应急预案体系，“三制”为应急管理体制、运行机制和法制。医院管理者应根据后勤应急工作的特点，在医院层面以制度的方式固化应急责任、明确管理职责、管理应急预案，并逐步将应急工作规范化。同时，管理者必须树立应急保障的工作思想，注意加强宣传和培训教育工作，逐步建立医院后勤应急文化，从而真正将医院后勤保障应急工作形成体系（图1-2）。

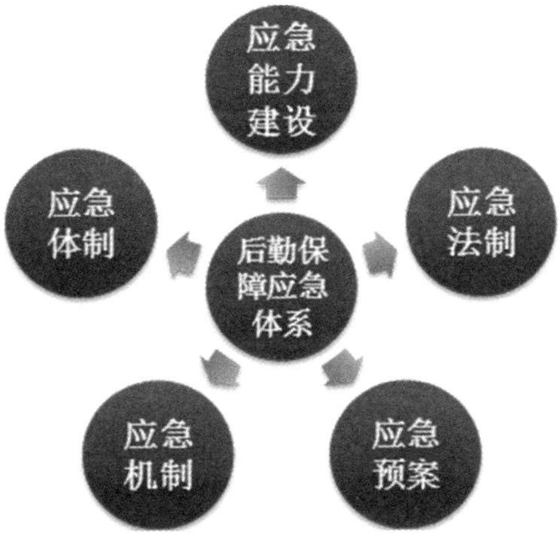

图1-2　医院后勤应急保障体系框架图

（一）应急预案的制订和管理

应急预案是根据发生和可能发生的突发事件，事先研究制订的应对计划和方案。应急预案是各类突发重大事故的应急基础，确定了应急救援的范围和体系，有利于做出及时的应急响应，减缓事故后果。另外，应急预案还建立了与上级单位和部门应急救援体系的链接。笔者在之前的研究中发现，很多医院对于书面的应急预案完成较好，缺乏的是应急预案的动态管理和演练。另外，很多应急管理缺乏操作性，也没有进行及时更新。医院应急预案从横向来讲，应该根据医院应急事件的发生率制订全面的应急预案；从纵向来讲，应建立各级预案，预案层级越低，各项规定就要越明确、越具体。

（二）应急管理体制

主要建立健全集中统一、坚强有力的组织指挥机构，建立健全领导责任制，建立健全应急处置的专业队伍、专家队伍。

（三）建立健全和完善应急运行机制

主要建立健全监测预警机制、信息报告机制、应急决策和协调机制、分级负责和响应机制、公众的沟通与动员机制、资源的配置与征用机制，奖惩机制和城乡社区管理机制等。

（四）建立健全和完善应急法制

从国家和政府的角度讲，加强应急管理的法制化建设，把整个应急管理工作建设纳入法制和制度的轨道，把法治精神贯穿于应急管理工作的全过程。从医院层面讲，医院后勤的应急管理法制化，明确紧急状态下的特殊管理程序的制度和规范，2011 年新版《三级综合医院评审标准》将后勤各类应急管理作为评审的重点项目之一，也是应急管理法制化、规范化的重要步骤。

（五）应急能力建设

在应急工作中，由于情况千变万化，预案永远不可能涵盖所有情况。在应急事件发生时，人员永远是应急体系中最重要的环节，所以应急体系建设不可忽视的是工作人员培训，尊重后勤工作的岗位价值，肯定后勤应急管理的技术含量，从而充分发挥后勤员工的主观能动性，建立医院应急管理的文化。

三、医院后勤应急管理的关键点

医院后勤应急体系建设是从体系层面对应急管理的各方面进行论述，而落实到医院的各项管理工作中，管理者则应紧扣后勤应急管理的关键点（图 1-3），细化各项工作，才能确保在发生突发事件时应急工作有序进行。

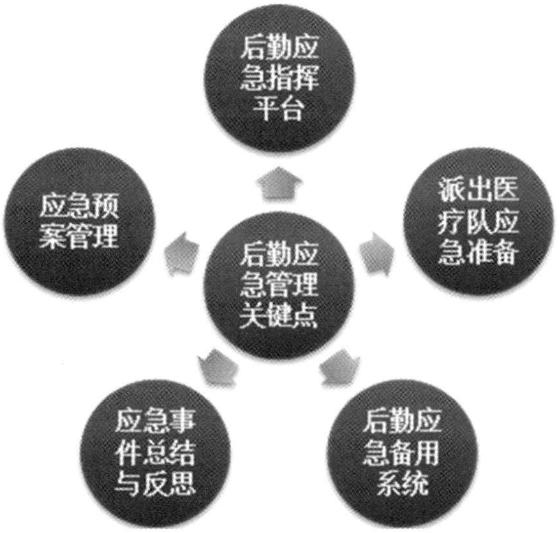

图 1-3 医院后勤应急关键点

（一）应急预案管理

1. 建立医院统一领导下的分级负责管理机制

由于医院内部发生的应急事件影响范围不同，需要启动应急预案的层面和动员资源差异也较大。例如，单个电梯突然停运，只需要个别人或者一个部门就可以处理；而有的应急事件牵涉面广，如自然灾害应急救援事件、大型交通事故导致群死群伤事件等，就需要管理、医疗、护理、后勤等各部门共同参与。因此，需要设立一个完善的组织架构应对突发事件，并建立分层管理机制（表 1-2），才能协调各部门，更充分地发挥医院的应急救援力量。医院的应急管理组织应以院领导为指挥部领导，党办、院办为应急办公室，履行值守应急、信息汇总和综合协调职能，发挥运转枢纽作用。其余各职能部门分级负责，明确在突发事故发生之前、之中、之后的任务，规定相关人员的责任以及相应的对策和资源保障等，并针对可能发生的紧急事件的影响及严重程度，对应急响应的各个方面预先做出详细安排。

表 1-2 部分医院应急预案分级分层负责表

预案名称	相关指挥机构	主管部门
突发公共事件总体应急预案	突发公共事件处置领导小组	院办、党办
不明原因肺炎、SARS、人禽流感	防治工作处置小组	医教部
重大急救医疗任务应急处置预案	重大医疗救援小组	医教部
火灾事件应急处置预案	火灾事件应急处置小组	安全保卫部
预防食物中毒及食物中毒突发事件的处置预案	食物中毒事件处置小组	营养膳食科
能源供应（水、电、气/汽、氧等）突发事件应急预案	能源供应应急处置小组	基建运行部
设备安全事故应急救援预案	设备安全事故小组	设备物资部

2. 应急预案的流程化管理

应急预案的目标是在发生应急事件时让工作人员清楚知晓自身职责和目标，这就决定了应急预案应该简明扼要、通俗易懂，而且应急期间的工作强调的是时间性，为了便于所有工作人员迅速了解和掌握工作步骤，应急预案的流程化管理是推荐采用的方式。应急预案流程化管理可将应急管理中的每个程序都加以明确，翔实规定后勤保障人员的操作程序和行为规范，可以使应急期间的各项工作简化和形象化，这样可确保在应急工作中做到职责明确，反应迅速。应急流程细化后可将这些流程张贴悬挂在相关人员和班组办公场所，并装订成册发放到相关后勤保障人员手中，真正做到有章可循、有规可依。例如，四川大学华西医院后勤应急预案采取流程图的表达方式，取得较好效果（图 1-4）。

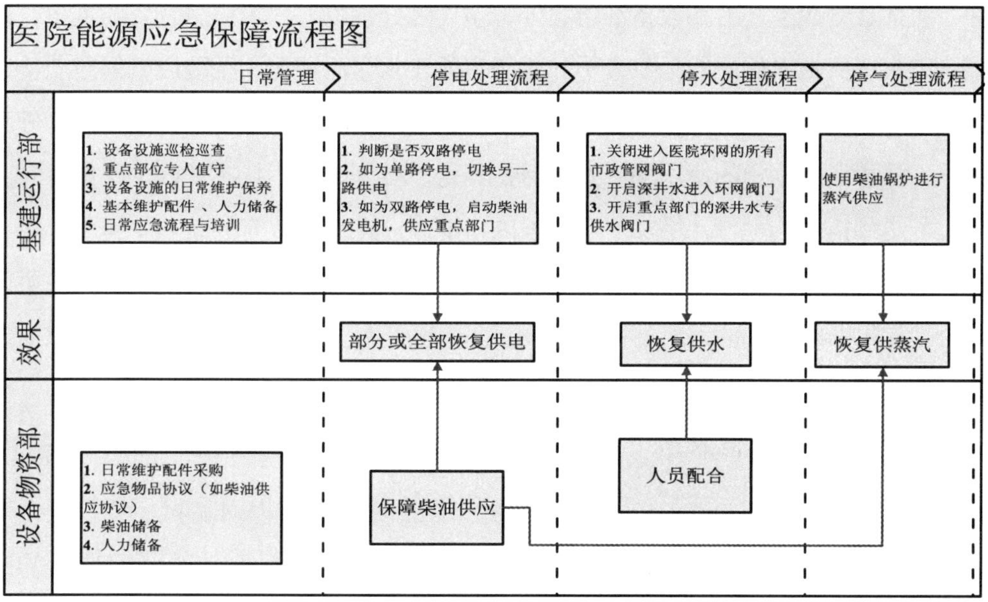

图 1-4 华西医院能源应急保障流程图

3. 开展有效的应急培训与演练

应急预案的制订只是高效应急的基础，要使其发挥应有的作用，使应急指挥系统畅通有效，离不开培训与演练。培训不仅可以对应急预案进行一定的宣传，而且可以提高医院员工对紧急事件的警惕性。可以根据之前细化的工作流程对工作人员进行培训和考核，实现后勤应急工作的质量控制。演练则是从根本上提高医院内部应急反应的能力，增加员工对突发事件的应对技能，同时也可以检验应急预案的可行性和有效性。不管各种应急预案如何周详，如果不经常模拟实战演练一番，再高的理论水平到实际应用的时候都等于纸上谈兵。定期进行模拟应急演习，可采取多种形式，包括指挥领导、紧急集合、现场处理等内容，演练可缩短应急团队的反应时间，提高整体的应急管理能力。应急演练后还应该对原有预案进行深入的评估和改进，找出问题加以纠正。

（二）建立后勤应急备用系统

1. 能源应急备用系统

面对各种原因导致的能源（包括水、电、气 / 汽、中央空调等）供应故障，迅速恢复能源供应是医院临床治疗的客观要求。所以设置备用能源系统的关键不在于排除故障（有时故障也难以排除），而在于提供第二能源供应。

2. 医用应急物资库房

医用应急物资库房也是紧急医疗救援时重要的备用保障系统。医院的应急物资除了包括计划应急药品和设备准备之外，也要做好食物、水等应急物资的准备，以保证灾害或突发事件后的医院人员和受害者的正常生活使用。医院后勤对应急物资做到专组专管，并确定应急物资的种类、数量、所存放的地点等；还要定期管理和查看，注意应急物资的使用期，始终保持其处于良好的备用状态，以便在第一时间及时配送到需要的地方，增加医疗救援的可能性。在地方政府的统一安排下，可以与相关食品、药品企业达成应急工作的协同一致，当灾害或突发事件发生时，可以及时地提供医疗救助活动所必需的食物、水、医药品、医疗器材等，保障医疗应急物资供应。

3. 备用应急通信系统

突发公共事件往往造成手机通信中断，医院应该建立以对讲机、卫星电话等为备用通信手段的指挥系统，形成医院信息网络立体结构：一方面保证医院的应急小组和应急队伍之间的联络随时畅通，汇总应急救援的所有即时信息并采取相应对策联动合作；另一方面领导小组人员也可通过该系统及时、准确、全面、真实地了解医院的情况，及时收集决策指挥指令与应急处置效果反馈情况，以便及时调配资源，保证应急保障资源在最短时间以内得到最大程度的发挥，有利于提高医院的应急能力水平。

4. 备用信息系统

医院信息系统已经深入医疗、护理、药事、资产、病员服务、管理等各个方面，信息系统一旦出现应急状况，难以支撑医院的各项业务，会给医院带来灾难性的影响。信息系统应该加强其日常管理，包括电力、系统维护等，同时也应建设信息系统的备用机房，在应急时充分发挥作用。

5. 备用人力和人力应急调配系统

在医院应急工作中，发挥至关作用的还是人，对人力的管理一方面需加强应急培训，另一方面在应急时如何紧急调配人力，第一时间到达现场进行应急处置也是应急预案是否发挥作用的重要环节。医院应该针对后勤常见的应急状况储备应急人力，如面对医闹时的安保人员，面对能源故障如供水管道爆管的后勤维修人员等，在其他非常见应急状况时应启动应急人力动员流程。

（三）应急事件总结与反思

医院的应急管理针对的目标是突如其来的紧急事件，紧急事件的发生才是真正检验应急预案是否发挥作用的关键。同时，紧急事件发生后也会充分暴露系统建设是否合理，日常管理是否到位，应急流程是否具有可操作性等问题，这些问题仍然值得后勤管理者认真总结与反思。例如，2013 年某医院信息中心停电的应急处理案例分析(图 1–5)，就暴露出了很多问题，医院根据这些问题进行相应整改。

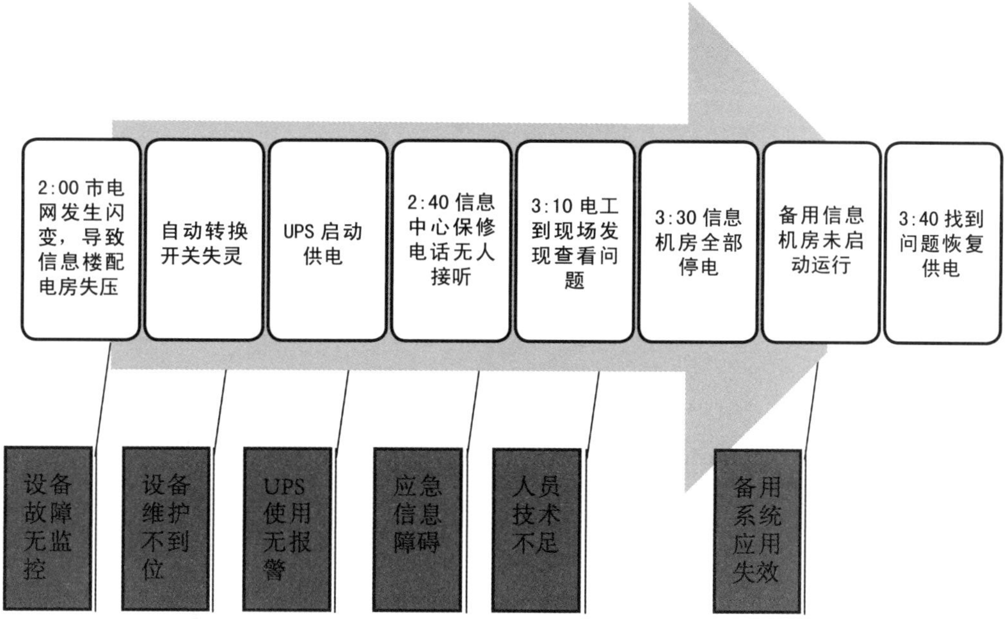

图 1–5 某医院信息机房停电应急事件过程及反思图

首先，查找存在问题。依据应急流程步骤，还原应急事件的处理流程，对当前医院应急管理工作进行分析，发现在应急管理体系、应急管理制度、应急预案、应急信息化、应急队伍建设、应急培训和演练、应急物资准备等各个环节均存在一定的缺陷或不足并分析主要原因。在事件中，存在的问题包括：设备故障缺乏监控、自动转换开关维护不到位、无 UPS 报警、应急通知流程不畅、人员技术能力欠缺、备用信息机房未启动等。

其次，制定改进措施。对应急事件中各部门存在问题组织讨论、分析并提出整改措施，督促落实，对于重点科室、重点部门、重点环节追踪检查。针对以上案例中存在的问题，进行问题查找（表 1–3）。

表 1-3 某医院信息机房停电应急事件整改措施表

问题	整改措施	管理反思
设备故障无监控	建设后勤设备监控平台，出现问题自动报警	全院电力、供水、医用气体等设备监控
设备维护不到位	更换故障自动转换开关	对全院自动转换开关定期维护
UPS 使用无报警	增设 UPS 声光报警	全院 UPS 增设报警系统
应急信息故障	提高值班调度人员能力，由后勤骨干值班	
人员技术能力不足	制订培训计划，加强人员培训	将后勤技术人员更新计划纳入后勤人事绩效改革
备用机房未启动	厂家及时维修	开展定期演练

最后，修订应急预案和工作流程。对存在的问题制定整改措施的同时，将应急流程做新一轮修订并固化，使医院的应急预案管理不断循环、持续改进，应急管理水平呈螺旋式上升。从上面的案例中可以看出，后勤应急管理往往涉及日常运行、设备管理、人员培训等多个方面，事件的反思和改进对今后应急工作的有效应对非常重要。

（四）派出医疗队应急准备

随着我国医学应急救援的发展，紧急医学救援配套个人装备已经由过去医院分散准备成为配套化，主要包括基本装备和防护装备：应急服装、鞋靴、头盔等；野外生存装备：帐篷、睡袋、防潮垫、指南针、口哨等；通信设备：单兵视频装置，手持卫星电话等；搜救装备：在线生命探测仪、航拍遥控无人直升机等。在生活保障方面，还应根据不同灾害及地区有所区别，如青海玉树地震，由于震区地处高原，在生活保障方面应该配置高压锅等生活设备，还应该准备大量抗高原反应的药物，如红景天等，并携带制氧设备。

医疗应急物资集成化程度高，并应配置先进救援设备设施。根据特定功能定位，配备满足包扎、止血、固定、通气、清创、气管切开等现场急救需求的基本急救背囊、药械供应背囊、抗休克背囊、清创背囊等。医疗应急物资也应根据灾害性质的不同有所调整。例如，在“4·20”芦山大地震中，医疗救援队巡诊至宝兴县跷碛乡（平均海拔 2500m 以上）的藏民聚集区，当地群众喜食腊肉，平时饮食偏咸，平均血压偏高，地震后多有头晕、头痛症状。考虑到饮食及生活习俗的特殊性，救援队特别配备了充足的止痛药物并及时追加调配了大量降血压药。除常规物资外，还应加强各类先进救援设施的配置，包括应急快速检验系统、移动式生命支持系统、便携式生命支持系统、自动胸外按压复苏担架系统、半导体储运血箱、微型直流压缩机冷藏箱、医疗器械修理箱、综合急救箱、USB 温度记录仪、多功能急救包扎包、镁铝合金组合担架系统、急救背心、敞开式组合包、网架式医疗帐篷、医疗箱组、检水检毒设备等。

建设车载移动医院或野战医院。移动医院的概念来自战场，是指将综合医疗救护系统“完整地”搬运到救灾附近或现场，快速实施现场救助，最大限度抢救生命。移动医院的主要特点是展开时间短、机动性强，能够提供突发事件现场伤病员的专科救治和全面救治。随着中央专项补助资金和地方财政资金投入不断加大，我国移动医院已经由军方专有转为民用、军用共有，我国紧急医学救援体系已初步形成紧急医学救援队伍为主体、区域紧急医学救援中心为依托的紧急医学救援网络体系。

（五）后勤应急指挥平台与信息化建设

医院后勤应急管理的核心是应急调度中枢，过去往往是分散到各个部门、科室，甚至班组。四川大学华西医院后勤部门近年来尝试采用后勤指挥中心模式，对各种应急信息做出行为反应，充分发挥应急状况下信息汇总、指挥调度职能，实现统一指挥、方便临床的目的，具有较好的借鉴和推广意义。

随着医院物联网的迅猛发展，过去简单人力集中模式已经落后。后勤的设备监控预警系统建设、各项安全技防投入运行、服务报修系统使用以及智能手机的广泛应用，都为应急管理的精准指挥奠定了基础。现代化信息手段引入医院应急管理将有效提高应急指挥的精准度，提高信息互通的协同作战能力。可以说，信息化手段引入应急管理将极大提高后勤应对各类不良事件的能力。加强医院后勤信息网络建设与应用，可以实现后勤应急信息的上传下达，有利于后勤应急管理系统收集、管理医院与应急医疗有关的信息，也有利于及时享有灾害或突发事件发生、救援、响应、灾后等过程的信息。同时，还可以将应急工作的情况和数据上传到信息共享平台，有利于全院、全地区、全省甚至全国范围内的应急信息共享。

总之，尽管突发事故的发生概率很低，但医院的后勤保障部门应该随时做好各项应急准备工作，以备随时维持秩序、协助运送、保障水电、调集人员和物资等，保障医院自身安全和派出医疗队紧急救援。医院管理者应根据后勤应急工作的特点，制订责任明确、流程清晰的应急预案，建立管理体制、运行机制，并逐步将应急工作规范化。同时，后勤管理者还应该重视应急能力的建设和培养，重视日常应急预案的管理，重视工作人员应急培训，提高后勤应急管理的技术含量，探索后勤应急信息化建设，逐步建立医院后勤应急文化，从而真正将医院后勤保障应急工作形成体系。只有这样才能有效提高医院保障公共安全和处置突发公共事件的能力，促进医院全面协调可持续发展。

参考文献

[1] 石应康，郑尚维. 区域性国家级医院在汶川地震医疗救援中的战略支撑作用 [J]. 中国循证医学杂志，2008，8（6）：380-382.

[2] 陈锦治，王旭辉，畅敬，等. 突发公共卫生事件预防与应急处理 [M]. 南京：东南大学出版社，2005.

[3] Kimberly A. Disaster Preparedness in Virginia Hospital Center-Arlington after Sept 11. 2001. Disaster Management & Response/Cyganik . 2003. 1（3）: 80-86.

[4] JOINT COMMISSION EMERGENCY MANAGEMENT STANDARDS EFFECTIVE JANUARY 2008 . http：//www.trainforemergencymanagement.com/JCAHO.html.

[5] Healthcare Association of Hawaii： Hospital Capability Assessment for Readiness Version 1.12. Honolulu; Healthcare Association of Hawaii，2001.http://www.HAH-Emergency.net.

[6] 钟开斌. 回顾与前瞻：中国应急管理体系建设[J]. 政治学研究，2009(1)：79-88.

[7] 谢磊，杨扬，邓刚，等. 以指挥中心为核心的医院后勤服务模式建设[J]. 华西医学，2012，27（9）：44-46.

[8] 张伟. 从开源到节流——华西医院后勤管理创新 [M]. 北京：人民卫生出版社，2012：15.

［9］庞玉成．复杂建设项目的业主方集成管理［M］．科学出版社，2016：138-143.

［10］谢磊，张栋良，黄世清，等．地震医疗救援中如何做好医院的能源应急保障工作［J］．中国循证医学杂志，2008，8（6）：395-397.

［11］谢磊，刘明建，冉启刚，等．汶川地震后华西医院后勤应急保障［J］．中国循证医学杂志，2008，8（7）：505-506.

［12］谢磊，张伟．汶川地震灾害医院后勤保障应急准备调查［J］．现代预防医学．2011（10）：4182-4185.

［13］王英，黄英，曾丹，等．地震灾害医院应急储备物资管理探讨［J］．中华灾害救援医学，2014，2（8）：454-457.

［14］谢磊，黄世清，张栋良，等．医院后勤保障应急体系建设［J］．中国医院，2013，27（11）：12-14.

第二章　医院应急管理体系建立和实施

周良贵

突发事件具有偶然性、复杂性和不可预测性。在实际工作中，尽管医院会采取措施对一些可能预见的不利事件严加防范，但是还会发现有些事件防不胜防。医院后勤始终肩负着保障医院平安运行的重任，有备才能无患，为此，建立完善的医院后勤应急管理体系，科学地、有针对性地防范和处置各种可能的突发事件，最大限度地减轻因此带来的损失和影响十分必要。

完善的应急管理体系通常包括较为健全的法律制度体系、权责分明的组织架构、全面的预警和监控体系、高效的现场指挥机制、科学的救援和保障体系、透明有效的信息发布和管控体系等。我国已相继出台《中华人民共和国突发事件应对法》《国家突发公共事件总体应急预案》等多部法律法规，基本建立起了以《宪法》为依据，以突发事件应对为核心，以“以人为本，减少危害；居安思危，预防为主；统一领导，分级负责；依法规范，加强管理；快速反应，协同应对；依靠科技，提高素质”为原则，以相关法律法规为配套的法律法规体系。有关应急预案编制与管理将在第四章详述，信息发布和管控体系将在第五章详述。本章将重点论述医院应急管理的权责架构、安全预警体系、现场指挥救援体系、应急培训与演练。

第一节　权责组织架构

《中华人民共和国突发事件应对法》明确规定，我国应急管理体制按照统一领导、综合协调、分类管理、分级负责、属地管理为主的原则建立，突发事件应对工作实行预防为主、预防与应急相结合的原则。国务院是我国突发公共事件应急管理工作的最高行政领导机构；除此之外，从中央到地方，从行业到部门均设置应急指挥机构，既承担相应职责范围内的应急管理工作，又对基层单位的应急管理发挥指导作用。

各级行政领导实行应急处置工作责任制，依法保障责任单位、责任人员按照有关法律法规以及相关预案的规定行使权力，在必须立即采取应急处置措施的紧急情况下，有关责任单位、责任人员应视情临机决断，控制事态发展，否则将依法追究相应责任。

医院是以保障和维护人民群众健康为己任的公益性事业单位和基层服务组织，无论是其开展业务依托的房屋建筑和物资设备，还是其日常运转一刻也不能中断的水、电、气、暖等支持保障系统，都是一个个关乎性命、集聚风险的地方，必须在省（市）卫生计生主管部门统一领导下，在上级专业应急管理机构的指导下，建立起一个统一指挥、反应灵敏、结构完整、功能齐全、运转高效、保障有力、资源共享的应急管理组织。

一、医院应急管理组织设立的原则

从医院突发事件的特点和有效应对的要求来看，应急管理组织体系的建立应遵循相关原则。

（一）指挥有效

当突发事件发生时，有集中统一的指挥且有足够的权威和能力调度各种应急资源。为此要求各医院应建立以院级主要领导为总负责的应急指挥体系，同时明确各级指挥者的职权，并以适当方式公告。由职能部门主管的突发事件应急管理原则上应由院级分管领导担任指挥。并且当任何一级指挥人员因工作关系发生变动时，都应及时调整并明确新的指挥。

（二）协调顺畅

突发事件一般由多部门、多团队协同作战，必须做到随时随地协调配合，为此要求在应急管理团队中要有与突发事件处置救援相关的、多个部门的、共同的上一级领导参加，或者通过其他有效方式赋予团队中更多高级别的成员统一协调的权力。

（三）保障有力

应对突发事件形如打仗，离不开人力、物力、财力上高效有力的保障，为此要求应急管理团队中必须有战斗力较强的支持保障团队，能够在突发事件发生时迅速做好指挥通信保障、物资设备保障、现场秩序维护、专业事项处置、信息发布管控等多项保障工作。

（四）反应快速

对突发事件可能造成的损害是否能够降到最低，关键在于反应是否快速，应对是否正确，为此要求应急管理组织架构不仅要层次清晰，而且要尽可能层级简化，使应急指令能够快速有效地下达到团队的每个层级、每个人。

（五）全年全天候

应急事件何时发生是无法确定的，因此必须全年 365 天、每天 24 小时严加防范与应对，为此要求应急管理在组织架构上特别要做好工作时间与非工作时间、工作日与节假日的无缝衔接。

（六）专业人做专业事

不同应急事件的处置有不同的专业特点和要求，在设立应急管理组织时，越是底层的指挥和行动者越是要具有相应的专业素质和专业经验。

二、医院应急管理组织架构

突发事件应急管理是上至院长，下至各级职能部门、全体职工共同的职责，因此把应急管理职能整合到医院领导层和各级职能部门、临床科室体系之中，整合到医院各个层级的日常工作之中是非常重要的，可以说，一个良好的医院行政组织体系就包含了一个完善的应急管理组织体系。医院行政管理体系层级清晰、职责分明，通常均为常设机构，是医院日常运营管理的依托，并且为弥补在非工作时间和节假日期间管理的不足，各医院均设立了总值班制度，一些重要部门还相应建立了可以随时待命的专业应急处置小组，可以说这套组织体系是相当完善的。医院行政管理体系参见图 2-1。

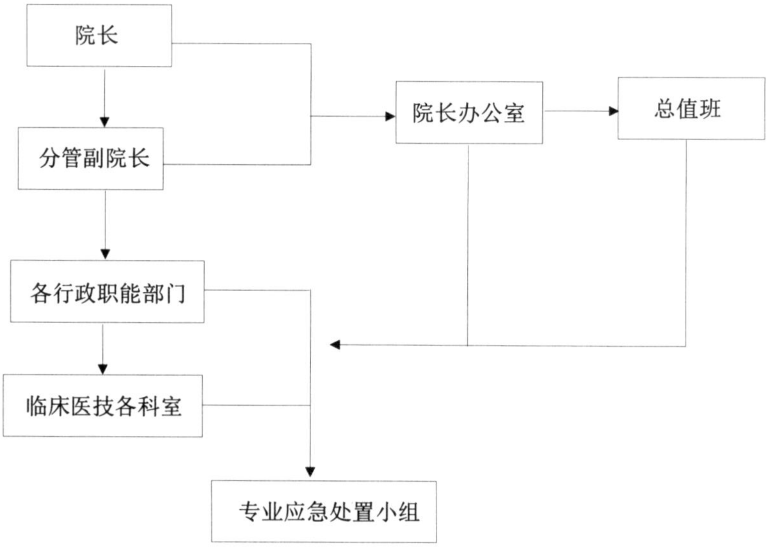

图 2-1 医院现行行政管理组织体系示意图

在医院管理中，一提到应急管理就认为是应急管理领导小组或者应急管理办公室，容易忽视行政管理组织系统与生俱来的应急管理作用，以致对其应急管理职能重视不够，作用发挥不足。实际上，除了重大突发事件发生时的现场指挥、决策、处置、救援等职能外，日常的安全防范、隐患排查、信息收集、监测预警乃至各类应急预案的制订完善、培训演练等职能都依靠组织体系来完成，而且组织体系的应急管理职能发挥得越好，相应的应急管理机构的责任和任务越轻，开展工作越顺畅。

虽然医院行政管理体系具有应急管理中的职能，但是医院仍然有必要按照应急管理的特性和要求平行建立相应的应急管理体系。重大突发事件应对通常需要多部门甚至全院所有部门的协作配合，需要简洁高效的指挥管理体系，而随着医院规模的不断扩大和专业化分工越来越细，现代医院的行政管理职能部门设置通常也越来越专业，层级也越来越多。根据管理学原理，管理层次与管理幅度成反比，日益细化、专业的部门设置必然造成其应急救援处置管理幅度狭小，不利于跨部门、跨专业的顺畅协调和配合，容易造成在应对应急事件时因力量不足或分散而贻误战机，因此有必要专门建立一个全方位、立体化、多层次、综合性的应急管理网络，尤其是必须建立一个与应急管理体系原则要求适应的应急指挥救援体系。这个体系通常是以医院应急管理领导小组为核心，小组之下设应急办公室作为日常应急办事机构，联系协调各项应急工作，代表领导小组对部门或专业的应急管理组织进行管理和指导。其组织架构如图 2-2 所示。其主要目的和职能是能够加强协调配合，在重大突发事件发生时能够及时靠前指挥，协调顺畅，科学、有效地组织应急处置和施救等工作。

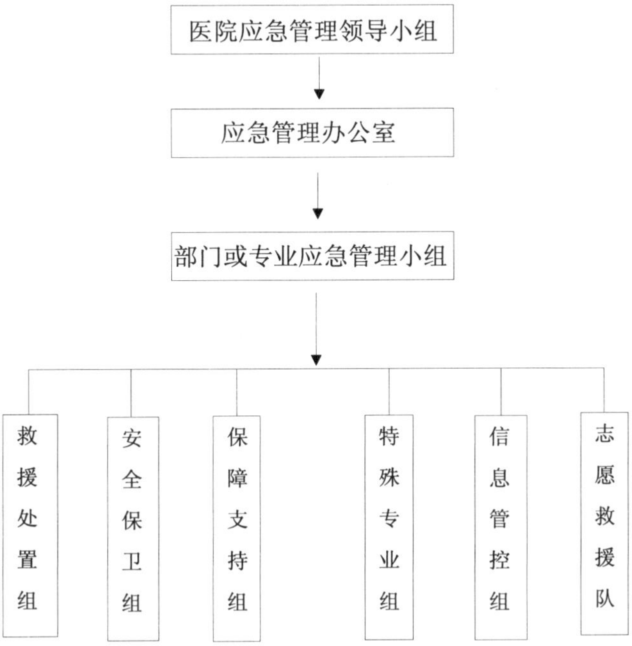

图 2-2 医院应急管理组织架构示意图

医院行政管理组织体系和医院应急组织管理体系是在不同情况下各自发挥作用的，二者相辅相成，其根本不同可以用“平时”和“战时”来形容。“平时”行政管理体系发挥主要作用，应急管理体系发挥专业作用，“战时”应急管理体系立即行动，发挥主要作用，行政管理体系发挥支持协作作用。行政管理体系承担工作时间内的、局限于某一部门或场所、预期影响有限的突发事件处置，而应急管理体系则可承担所有的突发事件处置，尤其是重大突发事件处置。

三、应急管理机构职责及人员组成

医院应急管理领导小组是医院开展各项应急工作的领导机构，既负责医院日常各项应急工作的研究、规划、部署、检查、防范等，又承担应急事件发生时最高一级指挥、决策、组织处置救援等职责。领导小组组长多由医院党政主要领导担任，各相关分管院领导担任副组长（根据需要也可设立常务副组长）、各职能部门和临床科室负责人为成员，另外还可吸收部分专家成员。应急管理领导小组是医院应对突发事件时的中枢神经和大脑。

应急管理领导小组组长是医院应急管理的最高行政指挥官，其主要职责是领导应急管理小组开展工作，定期组织召开应急领导小组会议，组织对重要安全应急工作进行研究和部署。在应急事件发生时，通常会担任总指挥，根据事件信息和专家意见，科学指挥，果断决策，有效调度人、财、物资源。

（一）应急管理办公室

应急管理办公室是医院应急管理领导小组的办事机构，承担领导小组授予的各项日常安全、应急管理职责，履行应急值守、信息汇报和综合协调工作，处理各项日常安全、应急事务。应急办成员通常包括院办、保卫、人事、财务、医务、护理、总务、物资供应等部门负责人或相关专业人员。由于应急管理工作责任重大，协调事项多，通常应急办主任多由领导小组副组长或分管行政的院长兼任。

（二）总值班室

在应急组织机构中并没有总值班室这一特殊机构。说其特殊，是因为在形式上，它是日常行政管理职能的延伸，但在实践中，其实质是一应急管理机构，经常是应对非工作时间段突发事件的第一处理人，承担应急事项的先期处理职责和报告职责，这就是在此对其给予单独说明的原因。有鉴于此，总值班人员一般需要有较强的管理经验并经过必要的应急管理培训合格后方可担任。

（三）部门（或专业）应急处置小组

包括后勤应急处置小组、医院停电应急处置小组等，是具体承担某一部门（或专业）应急职责的非常设组织。在医院应急管理领导小组及其办公室指导下，在部门负责人或组长领导下，承担与本部门或本专业相关的突发事件的应急处置，参与应急预案编制、修订、演练以及日常安全防范和管理工作。

（四）志愿救援队伍

志愿者参与应急救援处置工作，既是重大突发事件全民动员的需要，也是当前社会发展和应急管理发展的一项重要趋势，志愿救援队伍将会成为应急救援工作越来越重要的力量。组建专业的志愿救援队伍非常必要，各医院应当予以重视，做好动员和培训、演练工作，并努力为其发挥更多更大作用创造条件。

第二节　医院安全预警体系建设

一、安全预警相关概念

安全预警，最早可追溯至 1976 年联邦德国《联邦自然保护和景观规划法》中的 Vorsorge 法则。根据该法，当国家、社会面对不确定的危险或风险时，即便确实的损害尚未发生或者损害发生的因果关系在科学上尚属未知，责任人也必须做出相应的保护措施。其核心是强调公众通过前期的有效规划和监控，减少或避免出现严重危害安全的行为。该法则现已通过各种形式逐步应用于环境保护、公共卫生、食品安全、工程质量、设备安全等诸多领域。

安全预警是指在灾害或灾难以及其他需要提防的危险发生之前，根据以往总结的规律和相关前兆信息，以有效手段和方式提前向相关部门发出紧急信号、报告危险情况、采取防控措施，以最大限度防范危险的发生和降低危害所造成损失的行为。安全预警是安全管理过程中的重要技术措施，如我们经常使用的《安全检查隐患整改通知书》就是安全预警的一种具体形式。建立安全预警机制是开展安全防范、有效提高安全管理水平的最重要措施之一。

安全预警机制是指根据安全管理需要所建立起的能够有效辨识和提取潜在危险信息，进行预测警报，使现场管理人员及相关单位、部门及时有针对性地采取预防措施，从而最终有效降低事故发生概率的一种机制。

安全预警体系建设是指以危险辨识和风险评估为基础，以风险预控为核心，以不安全行为管控为重点，通过制定有针对性的管控标准和措施，达到人、机、环境、管理的最佳匹配，从而实现安全目标。安全预警通常包括质量管理预警、设施设备管理预警、环境管理预警和人的行为活动管理预警等多个方面。其核心是通过对危险源的监测监控和风险预警，使危险源始终处于受控状态。

我国目前已经形成了国家、部门、行业、基层单位等多个层面既相互独立又相互补充、既合理分工又能有效共享的安全预警网络。因此对基层单位来说，全局性的、行业性的如地震、台风、水和大气污染等安全预警大多已由政府机构或专业部门承担，一般情况下已无必要再浪费人力、物力、财力开展重复监测或测控，而应该把重点放在对单位内部高脆弱性的危险源，如房屋建筑、设备、特殊材料、特殊设备、放射性物质等开展有效监测、监控，及时做出预警。

二、医院安全预警体系建设

医院安全预警体系是指通过对医院、人、机、环境、管理等各项活动信息和高脆弱性风险进行监测、追踪、量化分析、信息通报及预报而建立起的一套便于及时发现和消除医院内部安全隐患的完整的功能系统。建立健全医院安全预警体系是提高医院安全管理与风险防范水平的现实要求，也是经过实践证明行之有效的手段。随着信息技术和先进科技的发展，今天的医院安全预警已逐步走向信息化、智能化时代，预警体系得到了前所未有的完善，预警能力显著提升，其在医院安全管理和风险防范中的地位和作用也越来越重要。

医院安全预警体系主要由人防、物防、技防三个既相互联系又具有各自特点的分支体系组成。

人防：最传统的安全防范和预警形式，是通过人这一天然而又特殊的探测器和传感器经过守护、跟踪、观察、检查等方式及时发现妨害或影响安全的因素，迅速做出有效预警和反应，将安全防范落实到相关员工日常工作职责之中。例如：医院内某些重要场所非工作时间段的值班或安排保安人员定时巡逻、检查等。这种方式看上去虽然有些老旧，但仍具有无法替代的作用，必须结合现代管理要求，将制度化、标准化、常态化的理念贯穿其中，并借助先进的工具设备，使之更好地发挥作用。

物防：也就是实体防范，借助于物的防范作用来进行安全防范和预警，其主要作用在于推迟危险的发生，为做出有效反应提供足够的时间，典型的如某些特殊场所设置的栅栏、屏障以及房屋建筑中设置的防火门、防火卷帘等。现代的物防已经不是纯物质屏障的被动防范，而是越来越多地采用高科技手段：一方面使实体屏障被破坏的可能性变小，为有效做出反应提供更多时间；另一方面也使实体屏障本身增加了探测和反应等更为先进的功能。

技防：是指运用现代科学技术手段进行安全防范和预警，如远程电子监控系统、消防感应报警系统、设备自动报警系统应用等，是人防和物防在技术手段上的补充和加强，能大大提高探测能力、延迟能力和反应能力。随着现代科技的不断突破和飞速发展，技防手段越来越多、越来越先进，并日益朝着全覆盖、智能化、联动化的方向发展。

医院是一个集人、物、设备、空间等多种危险因素的场所，应统筹运用人防、物防、技防措施，使之形成有机整体、互为补充、交叉增强、不留死角的安全防范体系。

为此，医院安全预警体系建设应遵守相关原则，即科学性、及时性和全面性原则。

科学性原则：安全预警模型和指标体系设置科学，信息采集经济有效，便于及时高效地发现和预告隐患并全面及时控制和消除隐患。

及时性原则：及时发现、及时报告、及时采取有效措施是安全预警体系最核心的要求，目的是使事故在萌芽状态即能被发现、控制和消除，使安全预警能够真正发挥作用。

全面性原则：能够有效对安全管理过程中人、物、环境、管理等各个方面、各个环节进行全面监测，全面客观地收集、记录、报告与安全管理相关的信息并通过科学算法和大数据技术使之发挥出警示、发现风险的价值。

医院安全预警体系建设的目标是综合运用物联网、大数据、云计算、移动互联网等先进技术，分步推进医院智慧建筑、智慧消防、智慧能源、智慧监控、智慧后勤等安全监控体系建设，促进信息化、智能化与安全管理工作的深度融合，构建立体化、全覆盖的安全预警体系，使安全预警防控能力、应急救援处置能力能够全面适应医院安全工作的需要，实现由传统安全管理向现代安全管理转变。

三、医院智慧安全管理系统建设

目前，智慧医疗、智慧医院、智慧后勤都已从早期探索逐步走向实际应用，医院智慧安全管理系统建设也率先被一些大型医院提上议程，既十分必要，也是水到渠成。

智慧安全管理系统主要由智慧应急指挥系统、自动报警系统、安全监控系统和安全预警响应系统等组成。

智慧应急指挥系统是专为安全管理和应急指挥而开发的将所有与安全有关的信息集于系统平台，并融合地理信息系统、房屋建筑 BIM 系统、定位系统以及安全监控系统为一体，以便迅速、清晰地了解管控对象的安全状态，综合管理、掌控、调度安全应急事务，为高效高质决策提供有效服务。

自动报警系统也称预警分析系统，是通过对收集到的各种相关信息参数采用模型分析法、数据推算法等科学方法进行预警分析，及时发现危险因素和不安全状况，并发出声光等报警信号，指示危险隐患的类别和定位。目前，比较常见的有消防自动报警系统、电梯等特种设备自动报警系统、能源保障自动报警系统以及危险物质、环境、空间等自动报警系统。

安全监控系统是结合当代先进的感应、探测技术和其他数字信息采集技术、信息通信网络技术、计算机控制技术和多媒体显示技术，通过各种先进传输方式，实时采集、监控现场的各类报警信号、故障信号、图像信息，并及时可靠地将上述信息传送到远程的应急指挥中心或安全管理中心。

安全预警响应系统主要是对预警分析系统得出的警情警报进行快速反应。当出现警情时，能够有效针对警情可能引发后果的严重性进行分组识别（通常按从高到低的程度分为Ⅰ级预警、Ⅱ级预警、Ⅲ级预警和Ⅳ级预警），针对不同警情，采取不同的信息发布机制和应急预案。

医院智慧安全管理系统建设的策略主要有：

（1）顶层一体化设计，精准防控，先易后难，分步实施，留有余地；

（2）统一数据标准，实现纵向贯通，横向交换，条块融合；

（3）各层信息互通，统一指挥，科学决策，快速响应，高效处置；

（4）分类分级，各负其责，齐抓共管，全员参与。

第三节　现场指挥机制

一、现场指挥决策的特点和要求

复杂性和不确定性是许多重大突发性事件的共同特点，说其千头万绪、千变万化毫不为过。如何科学有效地指挥打好应急战役，及时有效处置和控制事件的发展，最大限度地降低突发事件造成的损失和影响，关键在于指挥得当，响应及时，处置有力。

当重大突发事件发生时，须在第一时间成立总指挥部或现场指挥部。有时虽然成立了总指挥部，但是由于其远离现场，仍然需要成立现场指挥部，使指挥处置的信息交互和决策能够更加快捷高效。

无论是决策的目标取向，还是决策时的约束条件和决策程序，现场指挥决策明显不同于正常情况下的常规指挥决策（表 2-1），因此现场指挥者不仅需要非常突出的组织协调能力和资源调度能力，还需具有丰富的应急管理经验、沉着冷静的情绪控制能力、机敏的形势判断洞察能力以及随机应变的决断、决策能力。

表 2-1 应急决策与常规决策对照表

<table>
<tr><th colspan="2">对比因素</th><th>应急决策</th><th>常规决策</th></tr>
<tr><td colspan="2">目标取向</td><td>保护生命财产安全，有效控制事态</td><td>解决常规公共问题，实现公共利益</td></tr>
<tr><td rowspan="4">约束条件</td><td>时间</td><td>时间非常紧迫，即时决断决策</td><td>可进行充分调研论证后再决策，时间充足，从容决策</td></tr>
<tr><td>信息</td><td>信息可能不完全、不及时、不准确</td><td>信息比较完全，经过收集和分析可以获得比较全面的信息</td></tr>
<tr><td>支持</td><td>缺乏专业决策咨询支持、缺乏数据支持和智能决策系统的支持</td><td>可以借助专业咨询和专家队伍、借助智能辅助决策系统</td></tr>
<tr><td>技术</td><td>一般的专业技术设备受到破坏而失灵，特别需要一些备用或其他高精尖的设备</td><td>技术手段比较成熟，维护正常，能基本实现自动化</td></tr>
<tr><td colspan="2">决策程序</td><td>决策权力高度集中，决策者主要依靠自己的经验、智慧和胆略，审时度势，随机应变</td><td>遵循民主科学的例行程序和标准化操作规程，集思广益，经民主协商后做出决策</td></tr>
<tr><td colspan="2">决策效果</td><td>模糊决策和非预期决策，决策风险极大，后果难料</td><td>后果可预期且可调可控</td></tr>
</table>

应急指挥最重要的是应急预案完备有效，可以为突发事件发展过程中的各种情况应对提供方向和对策。如果应急预案完备、完美，现场指挥者的作用就是有效组织执行应急预案。但是事实证明，突发事件的发生、过程及后果多数难以预测，且不以任何人的意志为转移，故此绝大多数情况下，指挥者还是要承担非常复杂的现场决策、指挥、协调等重大职责，如果能够为指挥决策者建立一支专业咨询支持团队，则非常有利于有针对性地开展施救，提升施救决策能力，降低突发事件可能造成的危害和影响。

在现场指挥过程中，为了让决策信息更加全面、充分，同时提升决策效率，无论是按预案执行还是指挥者即时进行决策，都要保持双向信息畅通，既要让现场情况信息第一时间传回现场指挥机构，又要让指挥机构的决策指令及时下达到现场各个专业队伍和人员，如图 2-3 所示。

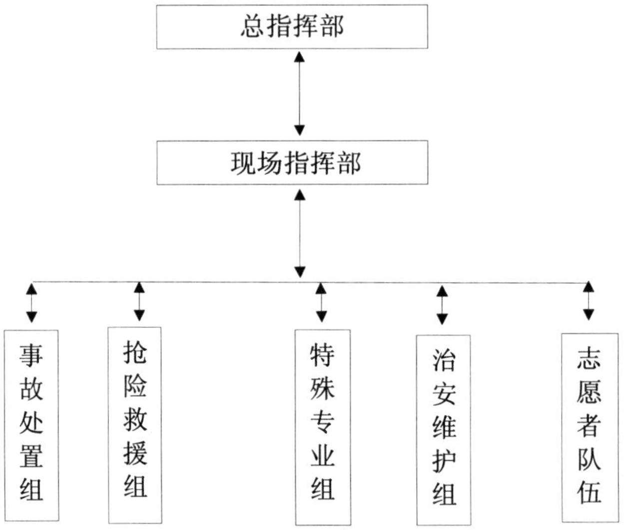

图 2-3 现场指挥流程示意图

二、现场指挥机构职责

应对一场重大突发事件就像应对一场特殊的战争，其成败系于指挥。作为现场指挥者，面对如此重大责任，如何冷静判断、科学决策、抓住关键、一举控制局势是十分重要的。

通常，当突发灾害事件确已发生且短时间内未能有效控制其发展时，即应判断该事件有向重大突发事件转化的可能，须就地成立以相应类别（级别）应急管理领导小组成员为主体的现场（临时）指挥部，通知各成员立即到达指挥部，启动相应应急预案，进行全程跟踪指挥，直到该灾害事件得到完全控制。

现场指挥部通常履行以下职责：

（1）负责现场各应急组织及与医院各部门的联络和综合协调工作；

（2）负责启动应急预案，第一时间通知应急小组成员到场（应急预案中与有关单位签订有应急处置协议的，应于第一时间通知该单位到场协助处置）；

（3）根据需要，确定是否需要增加指挥部成员（专家、行政领导）；

（4）指挥调度现场处置救援，按照现场情况和各级指挥员的要求调集有关物资、装备和救援力量；

（5）负责要情上报和信息反馈，统一、准确、及时发布突发事件的事态发展和处置信息；

（6）向上一级或相关部门请求专业力量支援；

（7）宣布解除应急指挥。

三、现场指挥程序

现场指挥程序包括以下几个方面：

（1）宣布成立现场指挥部，宣布总指挥和指挥部成员分工，通知现场指挥部成员和相关人员迅速到指挥部集合；

（2）决定现场指挥部设置的地点和设备配置；

（3）按预案组织先期处置，争取第一时间控制事态；

（4）召开指挥部紧急会议，高效形成决策意见；

（5）由总指挥发布并紧急传达决策指示；

（6）及时汇集现场信息，按决策程序快速进行下一步决策；

（7）确认事态得到有效控制或完全消除；

（8）应急处置结束，宣布解除应急指挥。

四、现场指挥注意事项

应对突发事件的现场指挥不同于日常指挥，无论是决策贻误还是失误，都可能造成无法挽回的后果，以下方面既是现场指挥需要遵循的基本原则，也是现场指挥过程中始终要高度注意的事项。

（1）总指挥全权负责制。所有决策指令由总指挥下达，确保统一指挥，整体作战，避免指挥干扰。切实做到纵向令行禁止，横向协调配合顺畅，切忌令出多头、各自为政。

（2）以人为本。当突发事件发生后，最重要的决策目标就是保护人员的生命安全，应采取一切有效措施、尽最大努力挽救受困人员生命。这是突发事件管理的最高准则。

（3）掌控全面信息。信息是决策的依据，信息不全会导致错误的决策甚至严重的后果。为此指挥关口要前移，保证信息畅通和有效汇聚，尽量和现场保持零距离。

（4）快速决断。突发事件通常来势猛、发展快，整个事件过程发展迅速，总指挥必须在听取指挥部成员必要意见的基础上当机立断、快速反应、敢于担责，果断采取有效措施，优柔寡断会贻误最佳时机。

（5）发挥专业人员的决策支持作用。例如，面对某些类型的自然灾害，如果决策不当，很可能引发次生灾害；某些意外事故处置不当可能会有衍生事故的发生，切不可蛮干、蛮指挥，必须要有相应的专家组提供决策支持。

（6）有效保障。首先，要将相应的应急预案置于现场；其次，要建立多种形式的通信保障系统，保证现场各路人员与指挥部的通信畅通；最后，要有专门队伍或直接请求公安部门协助维护好现场安全秩序，防止出现混乱和意外。

（7）及时报告和请求外援。当事态发展超出原先决断和指挥部的应急能力时，应及时向上一级部门全面、客观报告情况，请求上一级部门或相关专业部门紧急支援，切忌怕担责、怕影响扩大而盲目死撑、硬撑。

五、应急处置队伍

应急处置队伍是在事件发生现场负责救护转移受威胁的人员财产、控制事件进一步发展并最终完全平息事件的核心承担者，在现场指挥部的统一指挥下，快速、科学、有效地履行既定的应急处置职责。由于应急处置任务众多、专业各异，通常会在应急预案中即进行明确的专业分工，成立不同的专业小组，各自承担不同的职能，确保每个人在每个位置上发挥最佳作用，促进整体配合协作，避免出现慌乱无序和动作冲突。

（1）紧急处置组：根据相应的应急预案和现场指挥，负责有针对性地采取相应处置措施，包括对事件发展的控制和消除、对受到事件影响和威胁的人、财、物的安全保护或转移等。现场处置是突发事件发生后最核心的任务，应根据预案或现场需要进行进一步明确分工，如发生火灾时有人负责灭火，有人负责安全疏散、转移病人，有人负责保护或抢救重要物资设备。

（2）救援救治组：一般对可能造成人员重大伤亡的应及时成立现场救治组，负责对受伤人员进行及时救治处理，或者将其转送到安全的地方全力进行抢救治疗。

（3）支持保障组：负责应急处置时联络通信保障、应急物资设备保障、封锁危险场所、维护治安秩序和其他现场需要的各种保障工作。现场支持保障状况决定了现场处置能力。

（4）信息资料组：主要负责突发事件发生时现场情况的全面监测、评估，现场跟踪、摄录，第一时间向指挥机构提供可靠的情报信息。

（5）其他专业组：根据现场处置需要由应急指挥部决定成立，承担相应的职责。

六、应急处置措施

根据《中华人民共和国突发事件应对法》，受到自然灾害危害或者发生事故灾难、公共卫生事件的单位，应当立即组织本单位应急救援队伍和工作人员营救受害人员，疏散、撤离、安置受到威胁的人员，控制危险源，标明危险区域，封锁危险场所，并采取其他防止危害扩大的必要措施，同时向上级主管机关报告。

通常，当自然灾害、事故灾难或者公共安全卫生事件发生后，可以综合采取以下应急处置措施：

（1）立即组织营救和救治伤亡人员，疏散、撤离并妥善安置受到安全威胁的人员以及采取其他救助措施；

（2）迅速控制危险源，标明危险区域，封锁危险场所，划定警戒区，实行交通管制或其他措施；

（3）立即抢修被破坏的交通通信、水电气供应等重要设施，向受到危害的人员提供临时避难场所和生活必需品，实施医疗求助和卫生防疫以及采取其他保护措施；

（4）禁止或者限制使用有关设备、设施，关闭或者限制使用有关场所，中止人员密集的活动或者可能导致危害扩大的生产经营活动以及采取其他保护措施；

（5）启动应急储备物资，必要时调用其他急需物资、设备、设施、工具，保障食品、饮用水、燃料等基本生活必需品的供应；

（6）采取防止发生次生、衍生事件的必要措施。

突发事件的威胁和危害得到有效控制或消除后，应急指挥部应宣布停止执行部分应急处置措施，同时采取或者继续实施必要措施，防止发生自然灾害、事故灾难、公共卫生事件的次生、衍生事件或者重新引发社会安全事件。

第四节　应急知识培训与应急演习

应急知识培训和应急预案演练、演习，是有效提升各级人员和社会公众安全应急意识和应急能力，熟练掌握应急预案以及完善应急预案，发挥应急预案作用的重要环节。《生产安全事故应急预案管理办法》明确要求：各级安全生产监督管理部门、各类生产经营单位应当采取多种形式开展应急预案的宣传教育，普及安全生产事故避险、自救和互救知识，提高从业人员和社会公众的安全意识与应急处置技能。生产经营单位应当制订本单位的应急预案演练计划，根据本单位的事故风险特点，每年至少组织一次综合应急预案演习或者专项应急预案演练，每半年至少组织一次现场处置方案演练。

由此可见，重视和落实应急知识宣传和应急预案演练不仅是做好应急管理工作的重要内容和责任，也是各级安全管理机构和部门的法定义务。

一、应急知识培训

应急知识是预防和应对突发事件的各种知识和技能的总称。在和平、稳定的环境下，公众的危机意识比较淡薄，通过宣传普及应急知识，可以使公众增强危机意识，了解突发事件发生的过程和机制，掌握自我保护方法，增强危机应对能力，提高应急管理技能。

（一）应急培训方式

应急培训分为新员工入职培训、在职员工全员培训、应急管理人员培训、专业应急救援处置人员和应急志愿者培训、社会公众的宣传教育等。

（1）新员工入职培训：将安全防范和突发事件应急基本知识、基本技能纳入新员工入职教育体系。

（2）在职员工全员培训：结合三级教育培训制度开展有针对性的安全防范和应急知识与技能的系统培训。

（3）应急管理人员培训：根据其在应急管理中承担的不同职责开展相应的知识和技能培训。

（4）专业应急救援处置人员和应急志愿者培训：着重对自身安全防护、应急现场状况识别、职责分工、应急处置救援技能、特殊风险防范与应急应对等应急知识进行培训。

（5）社会公众的宣传教育：普及安全防范知识、普及应急知识和重要的应急预案。

（二）应急培训原则

为使应急培训得到良好效果，真正起到防范作用，应急培训应遵循以下几点原则。

（1）强化基础：通过培训，夯实各级各类安全防范与应急管理的基本知识，牢固掌握基本原则、方法和技能。

（2）突出重点：根据不同人员、不同职责、不同需求开展具有针对性的培训，如应急事件发生时的报警、报告、初起时的处理以及相关器材应用、疏散转移、逃生避难等应急知识进行重点培训。

（3）连续系统：应急培训应该是常态化和制度化的，通过制订科学的培训计划，对各级各类人员进行系统、持续的培训教育。

（4）重在实战：培训内容要切合医院实际，强化实战能力，确保突发事件发生时能胸有成竹、从容不迫。

（三）应急培训类型及其内容

根据应急培训的对象和目的，应急培训分为三类：应急知识宣讲、应急知识普及教育和应急管理培训。

1. 应急知识宣讲

应急知识宣讲主要是面向社会公众，开展安全生产常识、应急基本知识和技能宣传普及活动，唤起普通民众积极参与预防和处置突发事件的责任感和自觉性，消除社会公众在突发事件发生时不必要的惊慌心理，提高对各种信息的判别能力和对风险的防范能力，保持正常的生产生活秩序，从而为应对突发事件打下良好的社会基础，并且也有助于让社会公众更好地配合和监督政府有效处置突发事件。

2. 应急知识普及教育

应急知识普及教育主要是通过专业讲座、知识竞赛、专题论坛、专题晚会、组织开展宣传周、宣传月等活动，发放各种应急知识手册和宣传教育材料，建立有关应急管理网站，拍摄有关专题片来开展对全体员工的应急知识普及教育，主要内容包括：医院风险源的位置，发生事故的可能性，异常情况的鉴别与辨识，应急预案的作用与内容，应急角色与职责，如何正确报警，内外部电话清单，主要消防器材、防护设备设施等的位置和使用方法，逃生避难、病人疏散转移、自救互救的基本知识以及配合应急人员的基本要求和责任。

3. 应急管理培训

应急管理培训包括对医院应急领导小组成员和各级管理人员的培训、专业应急队伍的培训和不同水平应急者的培训，主要形式包括：应急管理专业培训班、专题论坛、研讨交流会议、在线学习、网络视频教育等。医院负责人和各级管理人员培训的主要内容为安全生产的法律法规和基础知识，制订应急预案的必要性、基本程序及相关要求，应急指挥管理的原则、程序和方法，医院主要风险的应急处置措施，突发事件预防和应急的法律责任等；专业应急队伍的培训主要就安全防护基本知识，应急响应和现场指挥体系，病人和其他相关人员安全疏散、转移、救援处置方法技能，特殊风险防范应对，各类应急预案核心要素等内容进行培训。不同水平应急者的培训通常划分为初级意识水平应急者、初级操作水平应急者、危险物质专业水平应急者、危险物质专家水平应急者以及事故指挥者水平应急者五个级别，分别有针对性地开展相应基础知识、专业方法技能培训。

（四）培训计划制订、实施与考核

应急培训各项原则是否得到落实，通常要通过制订、实施、考核培训计划来予以体现。

1. 培训计划的制订

应急培训计划除了培训目的、内容、方法等可能有所不同，其余和其他培训计划并没有太大区别，在计划中一般要明确培训的目的、参加培训的对象、培训安排（时间、时长、地点）、培训内容和方式、培训老师、责任组织单位或责任人以及其他需要予以明确的事项，要以问题为导向、效果为目标进行科学、合理的安排。通常有自上而下和自下而上两种编制方式。自上而下是由医院应急管理领导小组或其办公室统一进行编制，完成后发放到各相关单位征求意见，根据修订意见进行修订和完善，经过相应的审批程序后由各责任单位执行。此种方式的好处是培训安排是基于全局的统筹，更具有系统性和协调性，可以组织多部门联合培训，有效避免分散或重复培训。自下而上是由医院各职能部门或各应急机构先制订出本部门或机构的培训计划，然后报医院应急管理部门进行一定的调整和统筹，最后经领导（院长）同意后实施。此种方式的优点是有利于发挥部门或各分支应急机构的主动性，培训内容可能更切合基层人员需要。

制订培训计划既要尽量详细具体，又要简明易操作，通常以表格加文字说明的方式来表示。表 2-2 是常用的简易培训计划表。

表 2-2 简易培训计划表

培训时间	培训地点	培训对象	培训内容	讲授老师	组织单位
× 月 × 日					
× 月 × 日					
× 月 × 日					
× 月 × 日					
× 月 × 日					

2. 培训计划的实施

计划制订完成，就要严格按计划去组织实施。实施前要做好充分准备工作，包括培训具体时间地点的确定、场地协调及培训用具落实、培训老师的联系等，同时要做好通知和公告，告知每一个应该参加培训的对象。培训正式开始前，一定要安排参加培训人员进行签到，同时有专人负责培训服务和记录。培训结束后，要对培训资料进行整理归档，并认真进行总结。培训计划能够得到有效实施，既取决于计划本身是否切合实际，也取决于执行责任人是否明确以及是否有健全有效的考核机制。

3. 培训考核与评价

建立定期的（如季度、半年、年度）考核评价制度是保证培训计划得以落实的重要手段。为此既可将应急培训纳入医院的综合考核内容之中，也可单独组织考核评价。要以培训计划为依据，以质量和效果为核心，制订出科学合理的考核标准，考核评价结果应与相关责任部门、机构直至个人考核和奖惩挂钩。

二、应急演习

（一）应急演习概要

1. 应急演习含义

应急演习是指为检验应急预案的有效性、应急准备的完善性、应急响应能力的适应性以及应急人员的协同性而组织进行的一种模拟应急响应的实践活动。《突发事件应急预案管理办法》明确要求：“应急预案编制单位应当建立应急演练制度，根据实际情况采取实战演练、桌面推演等方式，组织开展人员广泛参与、处置联动性强、形式多样、节约高效的应急演练。”

2. 应急演习目的

（1）检验应急预案的有效性。应急预案编制完成以后，是否具有针对性、可行性和科学性，是否与实际情况相符，必须通过对实战状态的模拟演习来进行检验、评估和完善。

（2）检验应急准备的完善性。有了应急预案，不等于做好了各项准备，包括用于应急处置和救援的人、财、物、信息保障等日常准备是否能满足实战，需要不断进行检验。

（3）检验应急响应能力的适应性。通过演习检验应急人员对应急预案和应急处置程序的熟悉程度和单位、部门应急系统的响应速度、执行情况。

（4）检验应急人员的协同性。重大应急事件处置离不开多部门、多队伍的协同作战，能否做到服从统一指挥、各自职责分明、有效联动、协调一致、规范有序，也需要在实战演习中进行检验。

（5）提升综合防范能力。演习是增强医院领导和员工安全防范意识、宣传和熟练应急预案、增强专业应急人员和全体员工应急处置各项能力的重要手段和措施，以保证在应急事件发生时可以处变不惊、从容应对，迅速控制事态发展。

3. 应急演习原则

（1）结合实际，合理定位：根据单位应急管理需要和实际情况，明确演练的全部目的和主要目的，根据资源条件合理确定演练方式和规模。

（2）统一领导，分工协作：建立演习总指挥负责制，在总指挥的统一领导和指挥下，各参与队伍和人员实行分工负责、密切配合、协调一致，严格按应急预案和演习方案确定的指挥体系、演习程序、演习进度进行。

（3）着眼实战，讲求实效：以提高应急指挥人员的指挥协调能力、应急队伍的实战能力为着眼点，重视对演习效果及组织工作的评估、考核，总结经验教训，及时整改存在的问题。

（4）精心组织，确保安全：精心策划演习内容，科学设计演习方案，周密组织演习活动、制度并严格执行有关安全措施，确保学习参与者和各演习装备设施的安全。

（5）统筹规划，厉行节约：统筹规划应急演习活动，安排好各级各类演习的顺序、方式，适当开展跨部门、跨专业的联合演习或综合性演习，充分利用现有资源，合理控制演习费用，努力提高应急演习的综合效益。

4. 应急演习分类

对演习进行必要的分类，有利于科学安排演习和制订演习方案。

（1）应急演习按组织形式可分为计算机模拟演习和实战演习。

①计算机模拟演习又称沙盘演习、桌面演习等，是指参加演习的人员在非实战环境下，利用计算机模拟、沙盘、流程图、视频会议等辅助手段，针对假定的应急演习情景，讨论和推演应急决策和现场处置的过程，从而促进参演人员熟练掌握应急预案中所规定的职责和程序，提高应急指挥决策和协同处置能力。其目的是明确应急组织的职责分工和相互协作，锻炼参演人员的应急决策和处置能力，为实战演习或综合演习做好前期准备。该类演习一般在室内完成，情景和问题以口头或书面叙述的方式呈现。

②实战演习是指参演人员在贴近实际状况和所要求的演习情景下，以现场实战操作的形式，通过实际决策、指挥和行动，完成真实应急响应的过程。实战演习是现场演习，要求演习过程尽量真实，需要在特定场所完成，其目的是检验和锻炼应急组织的临场组织指挥、资源调动、应急处置救援和后勤保障等应急能力。演习结束后，一般应提交正式的总结评价报告。

（2）应急演习按演习内容和规模可分为单项演习和综合演习。

①单项演习是指涉及应急预案中特定应急响应功能或现场应急处置方案中单一或系列应急响应功能的演习活动。其基本任务是熟练应急预案，检验某一部分应急人员和应急体系的应急响应和实际处置能力。单项演习一般在某一部门或某个应急组织内部进行，演习结束后，应认真分析总结，提交书面报告。

②综合演习是指涉及应急预案中全部或多项应急响应功能的演习活动。一般表现为多部门、多个应急组织的联合演习，其目的是对多个环节和功能进行检验，对部门和应急体系间的协同性和整体作战能力进行检验。演习结束后，一般应由多部门参与分析总结，提交书面报告。

（3）应急演习按演习目的分为训练性演习、检验性演习、示范性演习和研究性演习。

①训练性演习是指以训练应急组织队伍或指挥机关为主，就应急响应、指挥与资源调度、调查与污染处置、监测与预测预警、通信与信息报送等应急程序进行分解训练。

②检验性演习是指为检验应急预案的科学性、可行性、有效性、应急准备的充分性、应急机制的协调性以及应急处置人员应急能力的适应性而组织的演习。

③示范性演习是指为向观摩人员展示或提供示范教学，严格按照应急预案开展的表演性演习。

④研究性演习是指为研究、解决突发事件应急处置的重点、难点问题，探索新的应急思路、应急措施、机制体制和试验新方案、新技术、新装备而组织的演习。

5. 应急演习组织

为保障演习顺利开展并取得预期效果，加强对医院各项演习活动的组织领导，系统化、规范化地开展演习活动，应成立应急演习领导小组负责审批和决定全院演习重大事项，同时对演习活动过程进行指导和管理。演习领导小组可以与应急管理领导小组是同一个组织，也可以根据演习实际需要作一定调整。在重大演习实施阶段，演习领导小组组长、副组长通常分别担任演习总指挥、副总指挥。在演习领导小组统一领导下，成立由单位和部门领导、相关人员组成的导调组、保障组、宣传资料组和评估组，重大实战演习应考虑成立现场指挥部。

（1）导调组：负责演习方案策划和设计、方案编写、演习实施的组织协调及向参与演习人员传送各类控制消息、引导演习进程。演习导调是演习成败和能否取得预期效果的关键，其组成人员可根据需要从组织过应急演习活动或实际参与过应急处置工作、具备一定实战经验的相关管理和技术人员中精选，尤其是总导调，最好是由具有应急演习组织经验的高层领导担任。

（2）保障组：负责演习活动的技术保障和各项后勤保障工作。技术保障主要是负责演习前所需物资装备的购置、制作、调试、维护以及演习中指挥调度、通信联络系统等的运行保障。后勤保障则包括演习场地、道具、场景、交通运送、生活服务、秩序维护等在内的所有后勤保障职责。

（3）宣传资料组：负责按照编制的演习宣传方案跟踪收集记录、整理演习信息、编导摄制演习专题片（全过程记录）、组织开展宣传报道和新闻发布等职责。

（4）评估组：负责对演习准备、组织、实施及其安全事项进行全过程、全方位的观察记录和评估，及时向演习领导小组或其他小组提出意见和建议。评估人员通常由具有演习评估经验和突发事件应急处置经验的专业人员担任。

（5）现场指挥部：医院组织重大的综合性演习活动，应成立现场指挥部，现场指挥部的组成和人员职责要根据应急预案的规定设置，通常由一个总指挥和若干副总指挥组成。演习活动在现场指挥部统一指挥协调下有序开展。

（6）参演队伍和人员：主要包括按照应急预案规定的应急管理部门工作人员、各类专兼职应急救援队伍以及志愿者队伍等。

如果只是开展桌面推演或单项演习、小规模演习活动，则不需如此“兴师动众”，组织机构可大大简化。

（二）应急演习准备

演习准备阶段的重点工作是按照应急预案和演习的目的、要求组建演习工作班子、编制演习计划和脚本、设计评估演习方案、落实演习过程中的应急保障所需、开展演习前培训等。

1. 制订演习计划

演习计划是有关演习的基本构想和对演习活动的详细安排。一般包括明确演习目的，确定演习范围、方式、时间、地点、内容，参与演习单位和人员及职责分工、经费预算，制定演习日程安排、保障措施以及宣传方案等。通常按演习阶段进行倒计时的工作安排，包括召开演习动员部署会议、研讨编制演习脚本、场景制作、设备联动、组织分步演习和同步预演习。

2. 召开筹备会议

演习计划通过后，演习组织单位应及时召开由各相关部门有关人员参加的演习筹备会议，通报演习活动的基本构想和详细安排，进一步商讨演习内容和方案，明确各参与单位的职责和各自所承担的任务，公布演习领导小组以及策划组、保障组等各个组织的人员组成，要求各参与单位按演习职责和分工分头进行准备。

3. 设计演习方案

设计演习预案是演习准备阶段的核心工作，通常由导调组承担具体设计任务。

演习方案设计一般包括确定演习目标、设计演习情景和演习实施、设计评估标准和方法、编写演习方案等任务。

演习目标应简单、具体、突出重点、易考核、可实现，并根据演习目标明确演习组织机构和工作组。

演习情景包括演习情景概述和演习事件清单。演习情景概述主要用以说明突发事件的类型、发生的时间地点、事态状况及后续发展预测、受影响范围及相应的环境条件。演习事件清单是明确演习过程中各场景的时间顺序列表和空间分布情况。对每项演习事件，要确定其发生的时间、地点、事件的描述、消息的发送接收和传递，以及根据传递的消息应该做出的应急响应行动，重点展示应急事件的报告程序、应急响应及应急救援处置的组织实施、各参演队伍之间的配合协调等。演习情景和演习事件清单设计要以突发事件真实案例为基础，符合事件发展的科学规律。演习情景越逼真，越能提高日常应急管理水平。为保障各个演习情景发生的逻辑性、连贯性以及演习过程的有序性、时效性，需要注意细化实施步骤，通常将演习过程设计为事件发生、信息报送、先期处置、预警发布、应急处置、应急终止、善后处理和评估总结八个步骤。

4. 编制演习脚本

演习脚本是指导演习实施的系列详细工作文件，是演习展开和推进的依据，也是事关演习活动是否有序、顺利、协调的关键。编制演习脚本，首先要围绕预案展开，突出实战特点，逻辑严密，情景逼真，针对应急指挥调度、响应、处置和善后等环节的特点和要求编制。其次要主题明确，突出重点，精心把握好点和面的关系，抓住主要部分，针对性和操作性强，既能保证实现演习目的，又能提高演习质量和效率。脚本既可以按照响应程序编写，也可以按照事件情景编写，具体编写时，由粗到细、分工协作、不断完善，一般先由演习准备人员首先编制出框架型演习总脚本，再由各应急专业组指定人员根据总脚本分头编写详细的分脚本，分脚本编写完成后，再集合各分脚本编写出详细的总脚本和协调一致的详细的分脚本。所有脚本完成后，通常应组织各专业组进行单项演习以及两次以上综合预演习，对脚本的可操作性、科学性进行检验和完善。

演习脚本得以完善和定稿后，为保证参与演习的各专业组、演习队伍能够理解、把握和遵循脚本要求，还应分类编写出演习人员手册、演习控制指南、应急处置方案、演习评估指南、演习宣传方案等多个演习方案文件，分发到相关专业组和参演人员手中。

（三）应急演习实施

演习准备工作就绪后，即可按计划和演习脚本实施演习活动。演习实施分为演习动员、演习启动、演习执行和演习终止四个阶段。

（1）演习动员以召开导调人员、评估人员、参演人员预备会为主要形式，讲解演习情景事件清单和相关手册、指南、方案等，确保所有参演人员了解现场规则、演习情景和各自在演习中的角色和任务。

（2）演习动员后，可举行简短的启动仪式，由演习总指挥宣布演习开始，然后由总导调启动演习活动。

（3）演习执行阶段是演习活动的主要任务所在，包括演习指挥与行动、过程控制、演习解说、演习记录以及相应的宣传报道都要在这一阶段以情景或其他形式体现出来，所有参演人员也要在这一阶段按导调的指挥完成相应的动作。演习总指挥负责演习全过程的监督和控制。

（4）演习正常实施完毕，由总导调发出演习结束信号，由演习总指挥宣布演习结束。

为保证演习活动安全、有序、顺利地进行，须遵守以下原则。

一是安全性原则。既要保证演习全过程所有参演人员自身的安全，也要考虑演习可能给附近场所、人群、设施设备带来的安全影响，尤其要提前做好告知工作，防止周围人群因不明原因而产生惊慌，导致难以预测的后果。

二是灵活性原则。出现特殊或意外情况时，短时间内可以通过相关措施或部分调整演习方案妥善处理或解决的，由演习总指挥与相关人员会商后迅速做出决策予以处理解决，否则可提前终止演习。若同时间内发生真实突发事件，需要参演人员参与应急处置时，也应立即终止演习。

三是区别性原则。无论采用桌面演习还是实战演习，在地点设置、演习形式、过程控制等方面都存在很大区别。

（四）应急演习评估

演习评估是在全面分析演习过程、演习记录以及相关资料的基础上，对于演习目标要求和参演人员表现，对演习活动及其组织过程做出客观评价评估，总结经验教训，并编写评估报告的过程。演习评估报告的内容一般包括演习执行情况、预案的合理性和可操作性、应急指挥人员的指挥协调能力、参与队伍的协调状况、参演人员的处置能力，演习装备、物资的适用性，演习目标的实现情况以及演习成本效益的评价等。

在演习实施过程中，在演习区域的关键地点及各参演单位的关键岗位上，派驻训练有素的评估人员，观察演习的每一进程，记录参演人员参与的每一项关键行动及其实施时间和效果，以供演习结束后结合其他相关资料（如各参演单位的自我评价）召开相关会议进行总结评估。

在完成演习评价评估的基础上，应及时组织撰写演习总结报告。演习总结报告通常包括演习目的、时间、地点、环境气象条件，参与演习的单位、部门和人员，演习计划和演习方案、演习情况的评估、演习中发现的问题和原因、可能造成的后果及纠正措施建议，对应急组织、应急响应人员能力与培训方面的建议，对应急演习组织工作的建议，其他受演习启发得到的经验与教训等。

应急演习是完善应急预案，充分发挥应急预案作用、不断提高应急能力的重要环节。对演习中暴露出来的问题，演习单位应当及时采取措施予以改进，包括修改完善应急预案，加强应急人员教育培训，对应急物资装备的更新等，并建立改进任务表，督促各相关单位、部门、人员在规定时间内有效改进。

总结完成后，医院应将演习计划、演习脚本、演习相关文件、学习评估报告等进行归档保存。

第三章　医院后勤应急准备的脆弱性分析

谢　娟　李鸿浩

医院安全一直是医院管理中一个备受关注的话题，而脆弱性分析是其核心内容。在2011年启动的医院评审工作中，原卫生部特别将灾害脆弱性分析（Hazard & Vulnerability Analysis，HVA）作为应急管理的核心条款，要求医院必须开展灾害脆弱性分析，明确医院需要应对的主要突发事件及应对策略。不同的医院所面临的风险点不尽相同，各个医院的脆弱性也会有很多差异性。因此，结合各个医院的自身特点进行脆弱性分析，逐渐成为一个重要的研究领域。现有脆弱性分析的一般方法因存在诸多不足，故国内医院相关研究和报道较少，导致医院管理者或医院管理研究者可参考的方法学资料有限。

本章基于我国医院管理中实际开展的灾害脆弱性分析经验，并结合国内外相关研究证据，利用模型和风险评估矩阵将灾害医学、脆弱性分析与医院后勤应急管理有机结合，对医院面临的各种风险进行查找、识别、分析、评估、排序，明确医院可能面临哪些突发事件，哪些是需要优先应对的突发事件，哪些突发事件会影响到医院的正常运营。基于上述分析结果，针对医院后勤在面对突发性事件时有关组织机构所采取的防御、应对和恢复的能力进行综合评价，从而得出较为科学的定量数据，为医院后勤应急管理制订相应的应急预案，从而减少损失并保障患者生命安全，为医院管理提供方法学借鉴和科学决策参考。

第一节 风险管理概述

一、风险定义

疾病、火灾、地震、交通事故、环境污染等，都在不同程度上影响人们，使得个人或团体，乃至国家不得不面临风险问题。因此如何识别风险、控制风险，减少乃至避免风险损失，是一个应该认真研究的问题。

最早提出风险定义的美国学者威特雷认为风险有三层含义：风险是客观存在的现象；风险具有不确定性；风险事件是人们主观不愿发生的。

从世界各国专家学者先后对风险的定义不难看出，风险至少包括三个基本要素：风险的不确定性、风险客观存在、风险是可以被测量的。风险的构成包括风险事件出现的概率和一旦风险事件出现，其后果的严重程度和损失的大小。风险因素是导致风险事件发生的前提，是可能产生潜在损失的征兆。

综合而言，风险具有以下几个基本特征。

（1）风险具有客观性。风险是一种客观性存在。风险发生有一定规律，这种规律性为人类认识风险、估计风险、避免风险和管理风险提供了现实的可能性。

（2）风险具有突发性。风险事故的发生都有一个从渐变到质变的过程，越早识别、越早控制，风险演变成事故的可能性就会越小，进而带来的损失也会越小。

（3）风险具有损失性。风险的发生往往会造成一定程度的损失。

（4）风险损失具有潜在性。风险的损失往往是风险因素在潜伏期积蓄到一定程度才会爆发出来的。风险程度通常用损失大小来表示，风险程度预示着预期的风险事故损失的大小。

（5）风险具有不确定性。包括空间上、时间上的不确定性，以及损失程度的不确定性。

（6）风险具有发展性。同一主体的不同发展阶段，风险管理的内容也是不同的。

因此，风险因素引发风险事故，风险事故有可能导致损失。风险因素只是风险事故产生并造成损失的可能性，它的变化过程有时容易被人觉察，有时则不易被人觉察，风险因素增加到一定程度或者遇到某一特殊情况，才会引发风险事故，进而引起损失。因此，风险因素是产生损失的潜在原因，而风险事故是导致损失的直接原因。所以，通过分析、预测、评估、控制，加强对引起损失的潜在因素的管理十分重要。

二、风险管理定义

风险管理是研究风险发生规律和风险控制技术的一门新兴管理科学，它通过风险识别、风险分析和评估，进而对风险实施有效控制和妥善处理，以期达到以最小的成本获得最大安全保障的目的。

风险管理的核心是降低损失，即在风险事故发生前防患于未然，预见将来可能发生的损失而事先加以防止，或者预期事故发生后可能造成的损失，事先采取一些措施，将损失降到最低。

在风险管理中，首先要进行风险查找和识别，然后开展风险评估，再进行风险控制。识别风险就是为了减少风险事故的发生，评估（衡量）风险是为了预测风险事故可能造成的损失；控制风险就是为了降低风险事故可能造成的损失。

第二节　医院风险与脆弱性分析

国内医院普遍存在着人员复杂、流动性大，建筑密集且数量多，通道狭窄、交通拥挤，管道、线路密集，设备、设施复杂，易燃易爆物品较多等现状，加之分级诊疗模式还未执行落实到位，尤其是三甲医院，患者就医几乎处于一种无序状态。按老百姓就医习惯，一个患者基本上有 1 ~ 2 个陪伴家属，使得本就狭小的就医空间更加拥堵，再加上医院服务人群的特殊性，医院存在的风险隐患远远高于其他组织机构。

风险意味着损失的不确定性，风险因素是导致风险事件发生的前提，是可能产生潜在损失的征兆。按照风险管理理论，在医院运营中，风险有两个特点：一是风险事件出现的概率较大；二是一旦风险事件出现，其后果的严重程度和损失更大。

医院的风险事件包括公共安全事件、社会安全事件、事故灾难和自然灾害四大类，但每家医院面临的具体高风险事件及其危害程度，还要根据自身承受风险的能力及实际应对能力进行具体问题具体分析。

一、脆弱性分析

脆弱性分析是对一个组织易受风险袭击的方面进行查找和识别，判断属于何种灾害，分析评估灾害发生的可能性大小，发生后的影响程度。同时，考察分析人们对这种灾害的抵御能力强弱，可能会造成多大的损失。通过分析判断，找出组织运行的最薄弱环节，制定和实施相应的预防和应对措施，以期减少和降低风险发生对组织造成的损失。

医院灾害脆弱性，是指医院受到某种潜在灾害影响的可能性以及它对灾害的承受能力，其特点是一种事前的预测而不能直接观察到；其外在的表现形式是医疗环境被严重破坏，医疗工作受到严重干扰，医疗需求急剧增加；它与灾害的严重程度成正比，与医院的应对能力成反比；其构成涉及内部和外部的多种因素，对它的认识会受到主观和客观条件的制约。

二、医院进行脆弱性分析的必要性

风险管理优于紧急处理，“没有危机就是最大的危机”。危机感体现出的是组织管理者预见风险的能力，这种能力对医院的持续健康发展尤为重要。

医院的风险和危机管理不能根据事故发生与否判断一家医院是否存在隐患，更不能等到事情发生之后采取补救措施。真正具有解决问题能力的医院管理者，绝不会被动等问题已经明显表现出不良状态才处理，而是以积极、主动的心态去查找识别潜在的风险，开展脆弱性分析与评价，准确、及时应对风险事故，提高组织机构对风险的承受能力，最大限度地减少灾害事故造成的损失，这在突发灾害性事件的预警及处理中具有十分重要的作用，是各级政府、卫生行政主管部门、卫生医疗机构进行科学决策的重要依据。在 2011 年启动的医院评审工作中，原卫生部特别将灾害脆弱性分析作为应急管理中的核心条款，要求医院必须开展灾害脆弱性分析，明确医院需要应对的主要突发事件及应对策略。

三、医院后勤应急准备的脆弱性分析

医院组织架构基本为矩阵式，规模越大的医院，管理层级越多，业务涵盖范围也越宽，医疗、教学、科研无所不包，在进行一家医院脆弱性分析时，应根据医院实际情况，组织职能管理部门及临床医技科室管理骨干开展讨论，并利用风险评估矩阵等管理工具开展医院灾害脆弱性调查，对上述可能存在的风险进行排序，并开展分析，为应对和控制风险提供科学依据，明确医院应对的重点风险，为循证制订相关预案、提出对策和具体措施提供依据和建议，以期不断增强医院管理软实力，进一步提高医院管理水平。

（一）灾害脆弱点 / 环节分析方法及依据

此为风险查找、识别和评估阶段。风险查找、识别和评估是为了认识、评价单位的风险状况，解决风险管理方面的各种问题，制订风险管理的决策方案。

1. 方法

为识别风险，管理者通过文献分析或根据经验，事先制订风险清单来初步筛选医院风险环节或风险点。清单所列项目是人们已经识别的、最基本的各类损失风险，是运用规范的方法，识别风险管理单位所面临的潜在损失。在风险识别时，人们可以参照这个风险损失清单表核查本单位在运营过程中所面临的各种风险，并视情况采取各种措施。

采用头脑风暴法、调查问卷法，组织相关部门负责人和业务骨干反复讨论分析，结合运用鱼骨图、风险分类矩阵等定性及一些半定量相结合的方式，对医院面临的潜在风险及应对状况进行评估，从而确定并筛选医院灾害脆弱点 / 环节。通过风险的发生频率，一旦发生所造成后果的严重程度，结合应对准备等方面进行评估，根据积分对脆弱点进行优选，并制作风险量化矩阵、风险应对脆弱度量化矩阵。

2. 工具

可采用美国研究机构开发的 KAISER 模型、灾害风险矩阵评价表、医院灾害风险量化矩阵图、风险与应对脆弱度矩阵图等来采集医院风险发生的可能性、人力影响、资产影响、运营影响、准备工作、内部响应和外部响应等相关信息和分析评估灾害发生的可能性、后果严重性和医院应对准备程度（准备工作、内部响应和外部响应）等内容。

3. 依据

相关法规、行业标准、专家或机构内部人员共识、已发表文献、机构内部文献。数据库: CMB、CNKI、VIP、WANFANG、PUBMED、机构内相关统计数据库等。

（二）灾害脆弱点 / 环节分析结果与讨论

1. 灾害脆弱性总体排序

依据风险矩阵量化评估法，对医院面临主要危害进行了风险评估，通过分析得出结果。

对该结果，医院风险管理人员再次组织召开专题会议讨论，根据医院实际情况及各部门应对的具体准备情况等因素，修正并确定前十位灾害脆弱点。其中主要考量的因素包括：根据以往医院发生相关事件的实际情况、涉及群体范围大小、不良影响及医院准备程度等，重新形成医院前十位灾害事件。

为有效应对前十位脆弱事件，应进一步完善应急预案，加强应对风险相关知识、技能的培训，进行应急演练，提高医院应急管理能力，提出加强医院应急管理的措施，及时修订应急预案并有针对性开展演习与培训，为再培训与教育持续改进奠定基础。同时，为医院定期进行灾害脆弱性分析应对的重点进行调整作好准备，确保医疗安全。

2. 讨论

医院灾害脆弱性分析属于灾害医学的范畴，它是一门新兴学科，相关研究方法和工具有待完善。本文所述的研究方法是进行医院灾害脆弱性分析中的一种尝试，还存在一些不确定性问题。在未来的工作中可由卫生行政主管部门等主导，系统开展医院灾难脆弱性调查与评估工作，并结合仿真演练等科学手段开展定量分析，从而为医院风险管理和灾害救助提供重要工具与手段。

总之，灾害脆弱性分析评估是医院应急管理的重要工具和内容，医院要充分认识到脆弱性分析的重要意义，明确医院应对危险事件的重点，系统地定期开展医院灾难脆弱性查找、识别和分析评估工作，进一步完善应急准备体系和响应机制，有利于进一步提高医院应急管理能力，从而从整体上提高医院管理水平，有力地保障人民群众生命健康及财产安全。

第三节　高脆弱性事件案例分析
——以群体挤/踩踏伤害事件为例

一、定义

医院群体踩踏伤害事件是指在医疗机构中，由于现场秩序失去控制，发生拥挤、混乱，导致大量人员被挤伤、窒息或踩踏致死的事故。

大中型医院作为公共聚集场所，其建筑功能繁多、社会性强、人员集中、构成复杂，具备了群体性挤踏事件发生的客观条件。尤其是老弱病残等弱势个体在其中占有较大比例，这些人员不仅容易成为群体性挤踏事件的受害者，而且更有可能由于其行动缓慢、容易摔倒而成为引发大规模挤踏事故的原点。

相关研究表明，人群密度大、产生群集现象是群体性挤踏事件发生的直接原因：恐慌心理的出现和扩散是造成大量死亡的心理原因；公共场所硬件设施不合理是造成群体性挤踏事件的客观原因；管理方面的原因是公共活动应急准备不足，其根本原因是公众安全素质有待提高。

二、影响

医疗机构作为面向社会开放，为患者提供诊疗卫生服务的经营机构，在为患者提供诊疗服务的同时，还对进入医疗机构的社会公众具有法定的安全保障义务。最高人民法院于2003年12月4日公布的《关于审理人身损害赔偿案件适用法律若干问题的解释》第六条将经营者的安全保障义务法定化。随着患者维权意识的增强，医疗机构如不履行安全保障义务，面对的不仅是传统的医疗侵权纠纷及医疗服务合同纠纷，还要面对违反安全保障义务致人损害的侵权纠纷。

大型三甲医院门急诊和住院患者人数众多，人群密度大，来院人次数量不易控制，且多为老弱病残人员。如果医院举办各种大中型活动，短时间内人流量大量集中，发生群体踩踏伤害事件的风险较大。如果没有科学完善的管理措施，这类事故一旦发生，造成的人员伤亡可能十分惨痛，将产生严重的社会、政治影响。因此，群体性挤踏事件已成为医院管理者必须要考虑的重点问题，应高度重视诊疗环境、诊疗流程、诊疗服务、保安措施等是否足以履行安全保障义务，避免群体性踩踏事件的发生，以保证诊疗工作正常进行。

三、典型事件

2004年2月，北京密云灯展的主办者原计划只接待3000人，并作了5000人的预案，结果在事故当天恰逢元宵节，来了3万多游客，而且都赶往最佳的赏灯点——彩虹桥，很多人上了桥以后就不愿下来，而另一些人则挤着要从桥上过，彩虹桥立刻变得水泄不通。其中1人被挤倒，随之产生类似多米诺骨牌一样的连锁反应，更有人出于恐惧，疯狂地从倒地者的身上踩过去，导致游人拥挤踩踏，造成37人死亡，15人受伤的重大事故。

2006年4月，某院门诊早上5时50分，病人及家属约200 ~ 300人在门诊门口等候开门挂号；当打开门后，病人蜂拥而至，涌入大厅，随身物品挤掉引起前面病人摔倒，5 名保安强行将后面人员分离，最终导致 10 余人被踩踏伤，3 人轻伤。

2014 年 12 月 31 日晚 23 时 35 分许，上海外滩陈毅广场发生拥挤踩踏事故。截至 2015 年 1 月 2 日上午，36 人死亡，49 人受伤，伤者多是学生。事故发生时，楼梯最低处忽然有人被挤倒，附近人们一边试图拉起他们一边大声呼喊："不要再挤了！有人摔倒了！"可惜的是这点声音都被淹没在楼梯上不断涌下来的人群嘈杂声中。于是，下面更多的人被层层涌来的人浪压倒，形势逐渐失控，最终酿成悲剧。

四、医院脆弱点 / 环节

群体性挤踏事件造成的大规模伤亡使群体性活动的安全问题成为社会各界关注的热点。相关研究人员通过检索中文数据库，发现我国大中型医疗机构有关群体性挤踏事件的相关研究缺乏，提示对其重视程度有待增强。虽该院（案例二）未再出现群体性挤踏事件，但该类事件发生的概率较大，且该院门诊区域流动人员巨大，日近 12，000 人，四层近 4 万平方米建筑面积的空间内，两台上下扶手电梯一直处于超负荷运行状态，潜在风险较大。故应引起重视，并在以下方面亟待改进。

（1）缺乏对患者及其家属在医院的位置分布及流动情况研究，导致对采取安全防范措施、硬件设计改进、预案制订的基础数据缺乏。

（2）缺乏路线设计，尤其在医院举办大型活动中，未事先设计人群进出场路线和行进路线，未控制人群的行进方向。

（3）虽已制订应急预案，但未进行演练。

五、防控措施

群体性挤踏事件的原因复杂，场所各异，具体的表现方式多种多样，必须从人、场地、管理等方面研究预防此类事故的措施。鉴于群体性挤踏事件所具有的偶然性，还必须对事发后的处置和恢复予以考虑，以尽量减少人员伤亡。

（1）开展对来院人员的安全教育，普及安全文化，通过手机 Wi-Fi、短信告知，或采用视觉标识提醒。

（2）开展医院人员聚集及流动性研究，改进场所硬件设计和线路设计，避免群集现象出现。

（3）根据建筑防火设计规范要求，增加安全出口数量。

（4）设计合理的安全出口宽度。

（5）保证安全出口畅通。

（6）利用栅栏、路障等固定物对大面积的开阔地进行分割。

（7）增设紧急照明设备，保证场所的亮度。

（8）建立现场信息传播系统， 减少人群的盲目行动和恐慌心理，利用已有的广播系统、扩音设备、对讲系统等。

（9）在大型活动前制订科学的应急预案并进行演练。

（10）组织训练能够在紧急情况下快速、科学反应的人员队伍。

（11）门诊进一步优化流程，实施分时段就诊，减少短时间内人群聚集，降低发生群体性挤踏事件的风险。

参考文献

［1］范道津，陈伟珂．风险管理理论与工具［M］．天津：天津大学出版社，2010.

［2］刘钧．风险管理概论［M］．北京：中国金融出版社，2005.

［3］尹毅霞，林栩，区凌冰，等．开展灾害脆弱性分析，加强医院应急管理［J］．右江医学，2013（1）．

［4］卫生部医疗服务监管司．卫生部医院评审评价工作文件汇编［M］．北京：人民卫生出版社，2012.

［5］庞玉成．复杂建设项目的业主方集成管理［M］．科学出版社，2016.

第四章　医院后勤应急预案编制与管理

朱春堂　周良贵　宋天骏　朱　勇

编制应急预案应遵循“以人为本，减少危害”“居安思危，预防为主”“统一领导，分级负责”等基本原则，并进行充分的调研和准备。医院后勤重要预案的编制要点包括：编制原则的合法性，编制内容的完整性，编制细节的可操作性。

编制应急预案的主要作用是适应医院后勤特点和未来发展需要，提高医院后勤部门应对突发事件的能力，最大限度地保障医院范围内医患的生命财产安全，维护国家安全和社会稳定，促进经济社会全面、协调、可持续发展。

第一节 应急预案分类与编制

一、应急预案含义及作用

（一）应急预案的含义

应急预案，又称应急计划，是指针对可能发生的自然灾害、重特大事故、公共卫生事件和社会安全事件等突发事件，为科学、迅速、有效、有序地开展应急行动而预先制订的方案，用以明确事前、事发、事中、事后各个进程中，谁来做、怎样做、何时做以及相应的资源和策略等。

应急预案实际上是标准化的反应程序，以使应急救援活动能科学、迅速、有序、有效地按照预先的计划和分工来进行。它包括以下六个方面的含义。

事故预防：通过危险辨识、事故后果分析，采用技术和管理手段控制危险源，有效防止事故的发生。

应急响应：事故发生后，明确分级响应的原则、主体和程序。

应急保障：为保障应急处置顺利进行而采取的人、财、物、信息等各种支持保障措施。

应急处置：事故发生后，第一时间做出快速反应，按应急程序和方法快速将事故消除或使可能发生的损害控制在局部，防止事故扩大蔓延。

应急救援：在突发事件中按预先计划实施迅速、有效的救援，指导群众防护，疏散转移受到威胁的人群，减少人员伤亡，拯救人员的生命和财产安全。

后期处置：在事故及其危害得到基本控制后，为使生产、工作、生活、社会秩序和生态环境尽快恢复正常状态而采取的一系列行动。

（二）应急预案的作用

应急预案主要有以下四个方面的重要作用。

（1）提供了突发事件发生后应急处置的总体思路、指挥处置原则、基本程序和方法；

（2）规定了突发事件应急管理工作的组织指挥体系与职责，明确了突发事件事前、事中、事后各组织的职责和任务；

（3）确定了突发事件的预防和预警机制、处置程序、应急保障等重要措施；

（4）指明了各类应急资源的集团和获取方法，减少使用混乱和可能的资源浪费，使突发事件应对更有效率。

二、应急预案分类

突发事件有多种类型，如火灾、水灾、风灾、地震、暴风雪、危险物质泄漏、放射性物质泄漏、长时间停电或停水等。因此，有必要对应急预案进行科学分类，以便合理组织、合理策划、合理管理应急预案，增强预案的系统性和协同性。

目前，应急预案尚没有统一、固定的分类标准。根据不同的目的或不同的管理对象，应急预案可进行不同的分类，比较常用的有以下两种分类方法。

（一）按突发事件发生类型分类

这是目前《国家突发公共事件总体应急预案》所采用的分类方法，主要分为四类。

自然灾害：主要包括水旱灾害、气象灾害、地震灾害、地质灾害、海洋灾害、生物灾害和森林草原火灾等。

事故灾难：主要包括工矿商贸等企业的各类安全事故，交通运输事故、公共设施和设备事故、环境污染和生态破坏事件等。

公共卫生事件：主要包括传染病疫情、群体性不明原因疾病、食品安全和职业危害、动物疫情以及其他严重影响公众健康和生命安全的事件。

社会安全事件：主要包括恐怖袭击事件、重大刑事案件、社会群体性事件等。

（二）按预案适用范围和功能分类

这也是预案管理中比较常用的一种分类，分为总体（又称综合）应急预案、专项应急预案、现场处置方案、临时应急预案。

总体（综合）应急预案：从总体上明确对突发事件的应急方针、政策和策略，应急组织结构及应急职责，应急行动、措施和应急保障等基本要求和程序，是应对各类事故的综合性文件。

专项应急预案：针对具体的事故类别、危险源而制订的计划或方案，是总体应急预案的组成部分，并作为其附件。专项应急预案应制订明确的救援程序和具体的应急救援措施。

现场处置方案：针对具体的装置、场所或设施所制定的应急处置措施。现场处置方案应做到具体、简单、易操作、针对性强。

临时应急预案：也称单项应急预案，主要是针对大型公众聚集活动和高风险的建设施工活动而制订的临时性应急行动方案。

除以上分类外，根据不同目的还有多种分类方法，此处不再赘述。

三、应急预案编制

编制应急预案，必须建立在重点危险源的调查及风险评估的基础上，通过对事件发生发展等情况进行系统全面分析，整合现有能力和资源，动员可以动员的力量而做出科学、有效的计划安排。

（一）应急预案编制基本原则

根据《国家突发公共事件总体应急预案》，编制时主要应遵循以下一些原则。

（1）以人为本，减少危害：要始终把保障公众健康和生命财产安全作为首要任务，最大限度地减少事件发生及其造成的人员伤亡和危害。

（2）居安思危，预防为主：坚持预防与应急相结合、常态与非常态相结合，常抓不懈，防患于未然。

（3）统一领导，分级负责：在各级党委领导下，实行行政领导责任制，分类管理，分级负责，充分发挥应急指挥机构的作用。

（4）依法规范，加强管理：依据有关法律和行政法规，使应对突发事件的工作规范化、制度化、法制化。

（5）快速反应，协同应对：加强以属地管理为主的应急处置队伍建设，建立联动协调制度，形成统一指挥、反应灵敏、功能齐全、协调有序、运转高效的应急机制。

（6）依靠科技，提高素质：采用先进的监测、预防、预警和应急处置技术及设施，充分发挥专家队伍和专业人员作用，提高应对重大突发事件的科技水平和指挥处置能力，避免发生次生、衍生事件。

（二）应急预案编制注意事项

（1）注重针对性，避免千篇一律：总体应急预案应体现在“原则指导”上，专项应急预案应体现在“专业应对”上，现场处置预案应体现在“具体处置”上，临时应急预案应体现在“预防措施”上。

（2）注重操作性，避免空洞无物：要做到实用管用，具有明确性、针对性、科学性和适当的灵活性。文字上要力求少而精，表述准确，结构严密，言中有行。

（3）注重规范性，避免杂乱无章：对预案起草、评估、发布、备案、修订等程序做出明确规定，明确格式、框架、呈报手续和编制标准。

（4）注重完整性，避免支离破碎：预案内容应具备基本要求，充分体现对事件各环节的应对，涵盖事件预防、处置、善后全过程。

（5）注重持续性，避免束之高阁：实行动态管理，注重宣传解读，在定期开展培训学习的基础上持续完善和修订，不断增强科学性和实用性。

（三）应急预案编制基本过程

（1）成立预案编制小组：小组成员应包括行政领导或其代表、预案涉及主要部门负责人或专业技术人员、有关专家以及有现场处置经验的人员等。小组组长由预案编制部门或单位有关负责人担任。小组成员确定后，须确定编制计划，明确任务分工，保证编制工作高效、有序进行。

（2）风险分析和应急能力评估：风险分析包括危险识别、脆弱性分析和风险评估，是应急预案编制的基础。针对突发事件特点，识别事件的危害因素，分析事件可能产生的直接后果及次生、衍生后果，提出控制风险、治理隐患的措施，全面调查分析本单位、本部门第一时间可调用的应急队伍、装备、物资、场所等应急资源状况，为制定应急响应措施提供依据。

（3）编制预案：基于重大事件风险分析和应急能力评估的结果，充分收集和参阅已有的应急预案进行编制。

（4）应急预案评审与发布：应急预案必须经过评审，包括内部评审和专家评审，以确保其科学性、合理性以及与实际情况相符合，必要时可请求上级应急机构进行评审。评审通过的预案，须按照程序由本单位主要负责人签署后，再进行正式发布，并按规定报送上级政府有关部门和应急机构备案。

（四）应急预案总体框架结构

应急预案作为应急体系建设的重要组成部分，应有完整的系统设计、标准化的文本文件、行之有效的操作程序和持续改进的运行机制。无论哪种应急预案，基本结构均可采用“1+4”结构模式，即由一个基本预案加上应急功能设置、特殊风险分预案、标准操作程序和支持附件构成。

1. 基本预案

基本预案也是总体预案，主要规定突发事件应对的基本原则、组织体系、运行机制，以及应急保障的总体安排等，明确相关各方的职责和任务。

（1）术语和定义：对应急预案中需要明确含义的术语和定义给出精准的解释

和说明，以便应急人员准确把握，避免产生歧义或理解错误而导致应急时出现错误或混乱。

（2）依据和指南：列明制订应急预案所依据的法律法规、重大事故应急的文件、技术规范和指南性材料等，以使预案更具权威性。

（3）适用范围：列明预案所针对的事件类型、适用范围和救援。

（4）方针和原则：列明应急管理和处置遵循的方针和指导原则。

（5）总体风险分析：列明应急工作所面临的重大风险及后果的预测，包括重大风险源的数量与分布，可能发生的事件类型及影响区域和后果、重要保护目标的分布等。对事件发生时的自然环境因素和可能的不利条件一并给予分析。

（6）应急资源：包括应急队伍、应急能力以及各种重要的应急设施设备和物资的准备情况，上级救援机构或协议支持单位的可用应急资源。

（7）机构与职责：列明所有应急部门在应急事件响应处置时承担职责的责任人。需注意的是，所有部门和人员的职责应覆盖所有的应急功能。

（8）与其他预案的关系：列明本预案可能用到的其他应急预案，明确本预案与其他应急预案的关系。

（9）互助协议：列明与政府主管部门、上级应急管理部门、专业应急救援机构以及相关企业正式签署的互助协议，明确可提供的互助资源和力量。

（10）培训与学习：列明对该预案开展公众教育、应急人员培训和演习做出的相关规定。

（11）应急机构署名页：为表明各应急部门和机构对应急预案编制的参与和认同及履行其承担职责的承诺，由各有关应急机构、部门及其负责人签署。

（12）预案管理：明确负责组织应急预案制订、修改及更新的部门，应急预案的审查和批准程序，预案的发放与动态管理。

经评审一致通过的应急预案由单位最高负责人签署发布令，宣布预案生效，以保证预案的权威性。

2. 应急功能设置

不同类型的突发事件、不同风险水平的突发事件所需要的应急功能是不同的。但从绝大部分突发事件来看，其核心功能包括接警与报告、指挥与控制、警报与紧急公告、通信联络、事态监测与评估、警戒与管制、人员疏散与转移、人员救治、抢险处置以及信息发布与管控等。在应急功能设置中，必须明确每一个应急功能所对应的责任部门和目标。所有的应急功能都要明确“做什么”“怎么做”和“谁来做”三个基本问题。

（1）接警与报告。作为应急响应的第一步，必须建立接警和突发事件的报告程序，列出接警后所有报告对象的电话清单，接警人应在第一时间向报告对象准确报告事件发生的时间、地点和强度。

（2）指挥与控制。该功能须明确现场指挥部的设立、指挥的职责与权力、事态评估与应急决策的程序、各级各类应急指挥人员的协调等。

（3）警报与紧急公告。当突发事件可能对周边单位或公众产生威胁时，应及时启动警报系统，向公众发出警报和紧急公告。决定实施疏散时，应通过紧急广播或公告系统确保公众了解疏散的有关信息。

（4）通信联络。明确各应急机构和人员的通信方法，始终保持通信网络畅通，并随时准备在必要时启动备用通信系统。

（5）事态监测与评估。一般由现场指挥或专业监测技术队伍负责，相关实验室要给予化验或检验的支持，同时应将监测与评估结果及时传递给应急总指挥，为制订下一步应急方案提供决策依据。

（6）警戒与管制。根据现场应急救援需要，一般由单位保安人员（重大突发事件可请求公安出警）在突发事件现场设立警戒，实施必要的交通管制，维护好现场治安秩序。

（7）人员疏散与转移。当事件发展确实需要对相关人群予以疏散转移时，一般应由应急总指挥或现场指挥及时发布疏散命令和相关的疏散转移路线和办法。

（8）人员救治。该功能须明确由谁负责组织现场急救、伤员运送、治疗救护以及为此所作的准备和方法。

（9）抢险处置。该功能须明确由谁负责抢险和现场处置，以及针对事件的不同性质拟采取的抢险处置对策和方案。如果有人受困或失踪，如何启动搜寻和营救行动。

（10）信息发布与管控。在当今新媒体不断涌现、自媒体俯拾皆是的形势下，信息发布管控十分重要，稍有不慎就会引起公众的恐慌、猜疑和不满。为此应明确专门队伍负责信息管控，建立信息发布的审核和批准程序，及时召开新闻发布会，提供准确信息，澄清不实传言。

3. 特殊风险分预案

特殊风险是指根据某类突发事件的典型特征，需要对其功能做出针对性安排的风险。特殊风险预案应明确处置此类风险应该设置的专有应急功能或有关应急功能所需的特殊要求，明确这些应急功能的责任部门、支持部门、有关介入部门及其职责和任务，为科学有效应对此类风险提出特殊要求和指导。

特殊风险分预案是在公共安全风险评价的基础上，按照自然灾害、安全事故、突出的公共安全事件以及社会安全事件，提出其中若干类不可接受风险。不同行业、不同单位的风险不同，突发事件类型也不同，应针对其不同的特殊风险水平来制订相应的特殊风险管理内容。

4. 标准操作程序

应急标准化操作程序是针对每一个应急活动部门在进行某一项或某几项具体应急活动时所规定的操作标准，是编制应急预案中最重要、最具可操作性的文件，它明确了在应急活动中谁来做、做什么、如何做的一系列问题。该操作标准通常表现为一份操作指令检查表及其说明，其标准化的内容和格式可以保证在错综复杂的事件中不会造成混乱。有了标准操作程序，在突发事件发生后，即使在没有接到上级指令的条件下也可在第一时间启动，有利于提升应急响应能力和效率。

制订应急标准操作程序应满足可操作性、科学性、针对性和连续性要求。

可操作性：是对应急标准操作程序最根本的要求，包括执行任务的主题、时间、地点、具体行动、操作步骤和相关标准都应一一予以明确。

科学性：即每一个标准操作程序的制订都要符合专业要求、专业原理和专业标准，同时还要确保其与基本预案的要求、与应急功能设置的规定、与特殊风险预案的应急内容、与其他标准操作程序等协调一致。

针对性：标准操作程序必须要具有应对特殊事件、特殊风险的高度针对性。不同事件、不同风险水平、不同进程、不同环境不能简单套用其他不具有针对性的标准操作程序。

连续性：每个应急救援活动都是一个连续的过程，对应地，标准操作程序也务必做到一环扣一环，环环相扣，具有连续性。

5. 支持附件

支持附件的内容比较广泛，一般包括：组织机构附件、法律法规附件、通信联络附件、技术支持附件、通报方式附件、信息资料数据库、协议附件。

（五）应急预案评审

根据国家安全生产监督管理总局办公厅印发的《生产经营单位生产安全事故应急预案评审指南（试行）》规定，为提高应急预案科学性、针对性和实效性，应急预案完成编制后应组织评审。

1. 评审方法

评审采取形式评审和要素评审两种方法。形式评审主要用于应急预案备案时的评审；要素评审用于生产经营单位组织的应急预案评审工作。应急预案评审采用符合、基本符合和不符合三种意见进行判定。对于基本符合和不符合的项目，应给出具体修改意见或建议。

（1）形式评审。依据《生产经营单位生产安全事故应急预案编制导则》（以下简称“导则”）和有关行业规范，对应急预案的层次结构、内容格式、语言文字、附件项目以及编制程序等内容进行审查，重点审查应急预案编制的规范性和编制程序。

（2）要素评审。依据国家有关法律法规、导则和有关行业规范，从合法性、完整性、针对性、实用性、科学性、操作性和衔接性等方面对应急预案进行评审。为细化评审，评审时采用列表方式分别对应急预案的要素进行评审。应急预案要素分为关键要素和一般要素。关键要素通常包括危险源辨识与风险分析、组织机构及职责、信息报告与处置、应急响应程序与处置技术等要素。关键要素必须符合生产经营单位实际和有关规定要求。

一般要素具体包括应急预案中的编制目的、编制依据、适用范畴、工作原则、单位概况等要素。

2. 评审要点

评审要点包括七个方面。

（1）合法性：符合有关法律、法规、规章和标准，以及有关部门上级单位规范性文件要求。

（2）完整性：具备导则所规定的各项要素。

（3）针对性：紧密结合本单位危险源辨识与风险分析。

（4）实用性：符合本单位工作实际，与实际应急处置能力相适应。

（5）科学性：组织体系、信息报送和处置方案等内容科学合理。

（6）操作性：应急响应程序和保障措施等内容切实可行。

（7）衔接性：综合、专项应急预案和现场处置方案形成体系，并与相关部门或单位应急预案相互衔接。

3. 评审程序

评审包括四个程序：评审准备、组织评审、修订完善、批准印发。

（1）评审准备。成立应急预案评审工作组，落实参加评审的单位或人员，将应急预案及有关资料在评审前送达参加评审的单位和人员。

（2）组织评审。在单位负责人或单位主管安全生产工作的负责人主持下，应急预案评审工作组展开讨论并提出会议评审意见。

（3）修订完善。预案编制单位应认真分析研究评审意见，按评审意见对应急预案进行修订和完善。评审意见要求重新评审的，修订完善后应组织有关部门对预案重新进行评审。

（4）批准印发。应急预案经评审或论证，符合要求的，由单位主要负责人签发。

第二节　医院后勤应急预案编制要点

一、应急预案的前期调研

应急预案是针对医院现状的可执行方案，编制前期需要进行充分的调研和准备。

（1）医院现状材料：包括门诊概况、医院组织架构、建筑平面布置图、消防设施设备概况、医院可用的应急资源总体概况（包括人力、物资准备等）。

（2）危险源和位置的识别：包括危险源辨识风险评价体系、重大危险源排查、重点工作岗位排查（高风险和职业危害岗位）、特种设备排查、消防重点岗位排查、危险化学品排查、其他需要关注的情况（包括停车场、食堂等）。

（3）突发安全事故回顾：针对医院历来发生的安全事故案例进行分析以及兄弟医疗机构历来安全事故典型案例分析。必要时，对相近地区或行业的典型事故情况进行了解和分析。

（4）本地相关环境和管理单位情况：了解当地，特别是医院附近的水文、气候、地质等基本情况。同时，需了解医院周边环境和社会应急机构组织联络的情况等。

（5）相关国家或地方预案情况：及时把控国家和政府有关预案的法规，对新颁发的有关预案的法规要实时更新；了解相关医疗卫生行业标准，当地地方政府的特殊要求。以上材料，必要时可以咨询专业机构。

二、应急预案建立的基本流程与方法

（1）成立工作组：结合本医院职能部门分工，成立以单位主要负责人为领导

的应急预案编制工作组，明确编制队伍、职责分工、制订工作计划。

（2）资料收集：收集应急预案编制所需的各种资料。

（3）危险源与风险分析：在危险因素分析及事故隐患排查、治理的基础上，确定本单位的危险源、可能发生事故的类型和后果，进行事故风险分析并指出事故可能产生的次生事故，形成分析报告，分析结果作为应急预案的编制依据。

（4）应急能力评估：对本单位应急装备、应急队伍等的应急能力进行评估，并结合本单位实际，加强应急能力建设。

（5）应急预案编制：针对可能发生的事故，按照有关规定和要求编制应急预案。应急预案编制过程中，应注重全体人员的参与和培训，使所有与事故有关人员均掌握危险源的危险性、应急处置方案和技能。应急预案编制要充分利用社会应急资源，与地方政府预案、上级主管单位以及相关部门的预案相衔接。

（6）应急预案的评审与发布：评审由本单位主要负责人组织有关部门和人员进行。外部评审由上级主管部门或地方政府负责安全管理的部门组织审查。评审后，按规定报有关部门备案，并由生产经营单位主要负责人签署发布。

三、医院后勤重要预案编制要点

（一）编制原则的合法性

应急预案是在医院范围内的一套行动方案，要确保预案符合党和国家的方针政策，体现党和国家重要思想、科学发展观和构建社会主义和谐社会的要求，符合《中华人民共和国突发事件应对法》等有关法律、法规，使预案有法律依据，具有权威性。

（二）编制内容的完整性

一个完整的应急预案应当充分体现应对突发事件各环节的工作，明确突发公共事件事前、事发、事中的各个进程中，谁来做、何时做以及调动哪些资源做，这些都需要在预案中得以体现。

（三）编制细节的可操作性

每个预案应当明确体现突发事件应对处置的各环节工作，从细节上把控每一个环节，才能在突发事件发生和预防时将预案执行下去，切不可将假、大、空的东西千篇一律进行描述。

第五章　医院舆情与新闻危机管理

廖志林

医院遭遇社会舆论负面评价或新闻媒体曝光，并不罕见；尤其在自媒体时代，概率大大增加。从最近二十年发生在医院的著名新闻危机，如“八毛门”“缝肛门”“偷肾门”“纱布门”“烤婴门”“走廊门”“茶水门”等来看，医院的新闻危机部分与医疗纠纷、医疗事故有关。由于部分医院缺少舆情和新闻危机管理机制，医务人员缺乏与媒体记者正确沟通的技巧，更不知道如何面对新闻危机，后果往往十分惨烈：有的院领导班子被撤职，当事医务人员受处分，甚至因此丧失个人或集体的执业资格。

如何预防和减少医院的社会舆论负面评价或新闻媒体曝光？本章从医院舆情和新闻危机管理的基本原则和方法入手，通过医院舆情管理和新闻危机应对的具体实践，呈现这方面的经验和知识。

第一节　医院舆情管理

一、医院舆情的含义

医院传播包括正面宣传报道和负面新闻监督两个方面。作为被传播对象，医院往往喜欢有利于医院的正面宣传报道，不喜欢不利于医院的负面新闻监督。但事实是，无论喜欢还是不喜欢，负面新闻监督批评总是存在的。为预防和减少负面新闻，必须重视舆情管理。

舆情是“舆论情况”的简称，是指公众关于社会中各种现象、问题所表达的信念、态度、意见和情绪等表现的总和。

医院舆情就是社会关于医院的社情民意以及对医院事件的关注和各种解读，即常说的社会口碑或思想动态。回顾这些年来的医疗行业“尴尬”，多与舆情误读有关，因此，医院舆情管理是医院管理中应该重视的课题之一。

二、医院舆情的采集

左丘明《国语・召公谏厉王弭谤》中说：“防民之口，甚于防川，川壅而溃，伤人必多，民亦如之。是故为川者，决之使导；为民者，宣之使言。”可见，中国古代就十分重视舆情管理和疏导。

舆情管理最基本的是要了解和掌握舆情，然后针对舆情做出判断和处理。舆情采集最简单、最原始的办法就是医院宣传管理部门和人员经常乃至每天用医院名称填写想要的关键词，如在互联网论坛、新闻、微博、图片、视频中搜索“某某医院”“某某医生”“某某医院收红包”“某某医生收红包”等。

搜索到的结果很多，包括正面表扬信息和负面批评信息。对于正面新闻报道、网络帖子、微博赞扬等正向舆情，管理部门应收集归类，上传下达，让领导知道，让被表扬的人和科室产生荣誉感和自豪感，乃至获得奖赏，用正向舆情进行正向激励。当收集到批评或抱怨的舆情，要认真关注、分析，并根据内容指出问题的严重程度采取相应措施，这是负面情况的信息采集。

舆情采集可以委托给外包的专业舆情信息服务公司，做专业采集和舆情分析。因为信息量和费用问题，这种方式不建议小医院采用，大型医院可以作为一种选择。

互联网的发展使舆情采集难度大幅度下降；即使在没有互联网的时代，舆情采集工作也应该坚持做，关注舆情。

医院为什么要关注舆情呢？因为舆情是反映医院工作的一面镜子，无论院方关注或者不关注，它都在那里；如果忽视，很有可能导致严重后果。

三、医院舆情管理案例——华西医院的舆情管理

（一）舆情管理自发阶段

20世纪90年代中期，华西医院宣传部是通过收集、整理媒体新闻来研判医院舆情，到现在已经积累了几十本报道华西医院的报刊资料剪辑；但因广播电视新闻采集困难，舆情掌握量十分有限。另外，关于社会大众对医院的社情民意调查，基本靠问卷调查等形式收集，疏漏颇多，很难真实全面地反映情况。

随着互联网的广泛使用，大数据时代的到来，医院可以利用更科学的方法，如云抓取等，从网络大数据中获得社会对医院的真实舆情。在医院舆情的采集手段中，华西医院开始增加网络搜索，以获得更多舆情信息。舆情采集范围也从新闻报道拓展到网站论坛、BBS、微博、微信等，并根据采集到的信息资料，在医院官方网站开设“媒体报道华西”专栏，在医院电视台开设“微播华西”等栏目，定期公布相关信息。

对重要的信息，在整理汇总分析后，及时汇报领导或协调相关部门做进一步处理。例如，好的典型经验加大推广宣传力度；负面信息及时协调处理，把危机处理在萌芽状态，把危机消灭在星火阶段。

上述做法是华西医院还处在舆情管理初级阶段的自发行为。随着互联网广泛应用于工作和生活，华西医院的舆情管理已经发展到了建设并运用长效机制管理的自觉阶段。下面笔者从舆情信息管理的方法、产品、应用三个方面来介绍华西医院的一些做法和经验。

（二）舆情管理自觉阶段

在传统方法和工具的基础上，从2009年开始，华西医院尝试与专业信息公司合作，在公司能够提供的服务项目中选择我方需求的信息类别，同时联合开发医院需要但信息公司还没有开发的项目，实现了舆情信息的精准采集和专业化管理。多年来，华西医院与专业信息公司的合作正逐步使医院舆情信息的采集个性化、专业化、行业化，可以实现与全国同行之间的相互对比。

舆情信息采集后，华西医院宣传部对舆情进行分类编辑，根据不同类型的信息制作成信息产品，提供给相应的部门（科室）和人员。目前，华西医院舆情信息产品有三种。

一是档案文献类的《华西医院报刊剪辑》，已收集 21 年，共 97 册。产品的主要作用是供日常查阅，作为上级相关检查的支撑证明材料、存档的历史档案文献实物资料。

二是信息发布类的宣传内容，包括华西医院官方网站的栏目——“媒体报道华西”和医院电视台的电视晨会栏目——“医院舆情通报”“微播华西”，前者每半月一期，后者每周发布；主要内容是被社会媒体关注和报道的华西医院优秀事迹、好经验、好措施，要点是什么；作用是宣传先进典型、鼓舞职工。被社会表扬了，再通过内部的宣传平台推送，让全院领导和职工知道，对科室和职工的正面激励效果非常好。这也可以看作是一种有效的思想教育方式、一种激励机制。

三是医院管理决策参考的各类信息汇编——《华西医院舆情周报》，每周一期。

《华西医院舆情周报》最初仅供院级领导参阅，后来发现其在医院管理中具有重要价值，因此放开，发放到部门和科室领导小组，供全院中层以上干部传阅。栏目设置包括：“院内新闻动态”“本周院内先进典型”“业界动态”“行业舆情对比”“媒体报道华西”“负面舆情报告”等。

通过《华西医院舆情周报》，管理干部基本可以在 10 分钟内大致了解全院各部门（科室）本周在做什么，有哪些优秀事迹和先进经验，还有哪些不足，患者关注点在哪里，有哪些需要改进；同时也可以了解同行状况，有哪些好的经验值得学习借鉴。

编辑《华西医院舆情周报》是为了应用，最主要的目标是宣传推广先进经验，表扬鼓励优秀事迹，或者提示问题并促进解决，以提升服务和管理水平。

例如，了解到消化科内镜中心某教授积极响应南方省会城市兄弟医院的驰援请求，结束休假，因买不到坐票而自带板凳乘车的情况后，院方判断：这是在社会上彰显医生正能量的事件。于是通过医院微博矩阵联动转发，并沟通记者朋友跟进，最后通过《健康报》和中央人民广播电台“最美新闻人”栏目的报道，“板凳医生”引发社会广泛好评。

又如，某用户晚上 11 时发出“华西医院叫警察抓走癌症病人”的微博后，引起大量转发和负面评价；院方发现后，连夜组织相关科室、医务部、保卫部联合调查，弄清楚事实真相；第二天上午，将事实真相和医院声明通过医院官方微博和网站发布，使事态很快得到平息，一举扭转负面评价，消除可能的新闻危机。

在解决问题方面，收集到的信息中有不少关于医院、医疗、医务人员的“牢骚式”抱怨，这些信息，如果听之任之，可能会引起更多人关注、附和，或添油加醋的议论，甚至会导致更大问题。对这类信息，首先要与院内相关部门（科室）或个人沟通，如果情况基本属实，就与抱怨者沟通，希望得到理解甚至谅解。根据经验，大约90%的“牢骚”可以通过沟通解决，因为关注、倾听、解释本身就是解决方法之一，有时一个诚恳的道歉，或者协助抱怨者解决有关问题，反而会获得高度肯定，这种“牢骚式”的抱怨或批评也会终止。

同时，宣传部会提示院内有关部门、科室注意解决存在的问题，如果是局部问题或个人习惯问题；一般而言，这种问题存在已久，社会舆论的关注甚至还可以促进问题的解决；而对于一时解决不了的结构性问题，如挂号难、住院难等，通过解释一般能获得理解。对于一些意见集中的问题，医院内部会针对问题成立项目组，集中力量来逐步解决这类问题，可以提升医院的管理、服务水平。比如，舆情反馈很多的号贩子倒卖专家号问题、医托骗病人等问题，华西医院就多次由院长亲自主持成立专门的项目组，不断改进内部流程、做法，对外持续打击，与号贩子和医托们斗智斗勇，成绩十分显著。

华西医院通过对舆情的管理、研究和应用，发现关于医院的负面舆情，包括尖锐批评和“牢骚式”抱怨呈大幅度下降趋势。以2012年为例，年初每月总能收集40多个，半年以后每月基本降到10个左右。许多原来批评或抱怨的议论，现在已经变成“无法接受但可以理解”式的议论。这种变化与我们医务人员和舆情管理者利用微博等现代沟通工具，和病人及社会公众平等、理性沟通有直接关系。

总之，医院舆情是一面镜子，无论你照不照这面镜子，医院怎么样，群众满不满意，都会从这面镜子中反映出来，只要本着提升医院管理水平，促进医院服务进步的思路来管理和应用舆情信息，就一定能获得更多的理解、认同和美誉。同时，加强医院舆情管理和应用，也是医院精细化管理的一个重要内容。

第二节　医院新闻危机特征及应对原则

医院负面舆情的极端状态，就是医院的新闻危机。医院新闻危机就是医院相关的人和事，在与新闻媒体发生关系后导致的医院危机事件，是医院的负面新闻及其导致的负面结果。

这个定义的边界是"医院相关的人和事"，而不是医疗事故或医疗纠纷。医院新闻危机不只起源于医疗纠纷和医疗事故，有时候医院可能"无缘无故"陷入危机。新闻危机对医院来说，犹如埋在人行道上的地雷，没有踩爆，纯属偶然和运气。以上结论看似极端，实际是医院新闻危机的特征使然。

一、医院新闻危机的特征

医院新闻危机的重要特征是某种程度上的必然性和永久性。

首先，医疗活动和医学事业本身是一个发展的、不完美的、高风险的行业，同时也是一门还有很多未知领域有待探索的科学。虽然有过往的经验和知识积累，也有未来科技的进步，但医学尚未、也不可能终极生命的全部。

医学本身的规律决定了它是一门有缺陷的科学，而现实中，部分人还会在一切合理正常的情况下"找碴儿"。当他们拿着放大镜寻找医生工作中的瑕疵时，甚至会出现恶意曲解，有意误导舆论，只要有患者不满意，就可能存在新闻危机。

其次，医疗管理不能做到尽善尽美，所有的规章制度也不能保证全部科学合理，所以才会有不断"完善"的提法；加之制度执行人能力参差不齐，执行力也难免会打折扣。诸多因素相加，才导致发生医疗事故，尽管我们渴望杜绝它，但事实上医疗事故是客观存在的，也将会一直存在下去。

最后，任何行业从业人员的道德水平、对法律法规的遵守度和敬畏度、职业道德的忠诚度都是参差不齐的。

以上三点任何一环出了问题，一旦被媒体过度关注、炒作，都会出现负面新闻，可能导致医院新闻危机。

医院新闻危机具有必然性和永久性，当医院发生新闻危机后该如何处理，该遵循哪些原则，本部分将详细阐述。

二、医院新闻危机应对原则

医院新闻危机应对的基本原则包括：快速反应、积极主动、以人为本、诚实守信。其基本目标是止损。

（1）快速反应。一旦发现和医院相关的负面新闻，或者可能成为负面新闻的负面舆情，必须第一时间反应。新闻发言可以快说事实，慎说原因，比如，我们已经注意到什么，现在的情况如何，具体的原因我们正在调查，我们将适时发布相关信息等。禁忌是：医院信息滞后且保持沉默。

（2）积极主动。医院内各部门间相互联动、互通信息，第一时间弄清事实真相。这一点有助于之后应对态度、措施、方法的抉择。切忌部门间相互推诿扯皮，甚至内部隐瞒真相；要统一口径，一个声音对外发言，即基于调查后，制定统一口径，内容发布尺度，然后由一个声音对媒体发言。禁忌是：内部多个声音对外发言，且相互矛盾。

（3）以人为本。医院和病人、记者、社会沟通对话，应找到情感共鸣处、寻求身份平等；要学会把记者变成队友，而不是对手；处理内部危机不能与职工或同行互为对手。

（4）诚实守信。态度诚恳、内容真实，根据问题依法担责，是医院危机管理最重要的原则，也是控制局面、不让事情扩大的重要方法。因为记者调查事实真相的能力比医院想象得更强大，不诚实的危害更大。

第三节　医院新闻危机应对案例
——护士输错液体后的电视采访接待

2014 年某天下午，某医院普外科病房突然传出大吵大闹的声音，原来是护士误把 15 床病人的液体输给了同病房的 16 床病人，当液体快输完时，家属发现了这个错误。其他病人围观，当事家属情绪激动，很多都拿着电话拨打电视台的新闻热线，邀请记者来见证、报道这起医疗事故。

晚上 6 时，电视台某栏目记者赶到医院普外科病房，对当事病人、家属及其他病人和家属进行采访。住院总医师是个年轻的女医生，第一次经历这样的阵势，向该院宣传部长求助该怎么接受采访。

宣传部长首先要求住院总医师详细汇报了这件事的起因、过程，以及把液体输错最严重的后果是什么，最好的后果是什么，现在病人情况如何，他们做了些什么。

住院总医师汇报：“最严重的后果应该是可能出现过敏反应，因为没有做这种抗生素的皮试就把药用了，如果有过敏反应后果会非常严重；当然，如果没有过敏反应，则不会有太严重的后果，毕竟都是预防感染的抗生素。目前的情况是，液体已经快输完了，没有发生过敏反应，按皮试的常规过敏反应时间，结果可能会比较乐观；而当前病人基本情况良好，没有强烈生理反应，自述头晕。现在最大的问题是，病人家属大吵大闹，依从性很差，不相信医生，不配合处置，按照科主任指示已经安排其他护士重点特级护理该病人，发现情况及时报告，立即按抢救方案执行。”

了解实际情况后，宣传部长指挥住院总医师如何接受采访。

一、任由记者采访病人、家属及其他病人，不用干涉。

二、记者完成对病人及家属的采访后，住院总医师主动找记者，由她代表医院、医生、护士接受记者采访，当事护士不用接受采访，医院由一个人发出一种声音。

三、采访地点安排在病房会议室或者医生办公室，原则上不允许其他人参加，尤其不能让当事病人家属和其他人围观。

四、接受采访的步骤：第一步是请记者到办公室，礼貌接待；第二步是请记者出示记者证、采访介绍信或者名片等，以准确了解记者及媒体信息；第三步才开始接受采访。

五、接受采访的步骤和必须向记者表达清楚的内容。

一是承认输液错误这个事实，只说事实，慎说原因，如果记者追问原因，可以回答医院将展开调查，到时候才会有准确的原因报告，欢迎记者追踪报道。

二是表示医院会承担因为这次失误导致的全部相关后果和责任，而且是必须承担，欢迎记者持续监督。

三是向记者科普，说明这次液体输错后可能给患者带来的后果，包括最坏后果、一般后果、最好后果。

四是向记者介绍医生对该病人后果的基本判断，以及医生在事发后做出的积极治疗行为，包括出现更严重后果的抢救预案。

五是向记者反馈病人目前敌视医生的状态，希望并建议记者支持医生的工作，一起说服病人配合医生处置，避免或者减少最坏结果发生的概率，争取获得最好的补救：尽管错在医院，责任在医院，但无论是病人方面，还是医院方面都不希望发生最坏的后果，从这个角度出发，医院、患者乃至记者的利益应该是完全一致的。

六是请记者和医生一起回到病房，当面与当事病人和家属再次沟通，希望其配合医生的处理，并现场安排医生、护士特别关注该病人的病情变化。

一个多小时后，住院总医师向宣传部长报告了采访过程及记者的电话，与记者沟通情况良好，记者采访后态度改变很大，而且积极配合医生说服患者及家属，患者家属的态度有所改变，依从性也变高了。

一场把记者由对手变成队友的新闻采访结束了，这条新闻播出后，没有给医院带来负面影响，病人也因为医院后期的服务而放弃了责任追究。

那么，记者为什么可以成为队友呢？下面就上述案例进行详细分析。

第一，住院总医师不干涉记者采访病人和其他病人及家属，为什么？

记者虽然是病人家属联系到场的，但记者身份本质上是第三方。如果医生、护士强行干涉，甚至拒绝记者采访，很可能引发医者和记者的冲突，而这个冲突本身不仅会给新闻加料，还把记者变成了对手。试想，记者接到新闻热线，受单位安排来采写新闻，如果采访顺利，即完成了任务；如果采访不顺利，记者一定会另寻他法完成任务，这时医生阻止记者采访的行为也会成为新闻内容。因此，住院总医师首先不能去干涉记者。

第二，住院总医师在记者采访完病人后主动找到记者，代表医院接受采访：一方面是要发出医院方面的声音，同时也是把记者变成队友的一个机会。

采访中的细节，如在医生办公室单独接受记者采访，主要是为了将内容表达得更清楚准确，同时也能避免因病人家属和医生对事件叙述的不一致而引起采访局面混乱。给记者礼貌尊重，是待人接物的基本礼仪，也是接受采访的基本原则，不仅可以调节与记者之间的关系，同时也能获得更多记者信息。

第三，接受记者的采访，循序渐进引导记者成为队友。首先，承认错误。这既是态度，也是不容否认的事实，承担因输液错误导致的相应责任也是必需的态度和解决问题的基础。医院出问题，责任逃避不了，也推脱不掉，不如主动表态。

科普输液错误可能导致的各种后果，既是让记者了解更多知识，同时也表达清楚医院、患方的共同目标。患方的目标可能是纠正错误，得到补偿；医院的目标是解决问题；记者的目标是报道事件，三者最一致的目标就是病人不出更大问题。

阐明共同目标后，就可以大胆地向记者提出需求与帮助，即医生说服患者配合治疗的请求。绝大多数记者不仅是第三方，同时还应是冷静的观察者和热心的帮助者，当他们知道可以为患者和医者的共同利益出力时，一般没有理由拒绝，甚至还会为了新闻的正能量而促进共同目标的达成。

第四，医生和记者一起回到病房共同说服患者，安排落实医院的有关处理预防措施。这个流程让记者和患者两方看到医院的态度和采取的措施，同时也是把记者当成队友的客观呈现。

第五，向医院宣传主管汇报，由宣传主管善后，这是新闻危机的职责和专业。

这个案例说明：医者、记者、患者之间，合作是最有益的关系，只有合作才能多赢。同时，这个案例还说明：医院新闻危机现场和舆论场的关系，没有现场的正确处理，舆论场就会翻起惊涛骇浪。

参考文献

廖志林．当医者遭遇记者——医院传播战略之危机管理［M］．北京：军事医学出版社，2016.

第六章　医院后勤应急管理研究

辛衍涛

近年来，自然灾害的频繁发生、新发与重现传染病的流行、恐怖活动和其他各类公共卫生事件的增加，使人们对应急管理的认识不断提高。应急管理作为一门管理科学正在得到广泛的认可，医院应急管理研究也得到了长足的发展。医院管理者在总结、归纳应急反应实践的基础上，开展了大量深入、细致的研究，初步形成了医院应急管理的理论体系。其中，许多内容涉及医院后勤应急管理。

本章对医院应急管理研究进行简要回顾，梳理医院后勤应急管理的理论基础。同时，对医院后勤应急管理的基本理念与原则、体制与机制、策略与方法进行归纳，意在使读者了解当前医院后勤应急管理的进展。此外，对国内外涉及医院后勤应急管理研究的重点领域进行了介绍，包括应急管理的模式、应急保障的脆弱性、应急保障的弹性、应急管理的评估。最后，对医院后勤应急管理研究面临的主要问题进行了分析，提出了今后改进的建议，希望能对读者有所启发。

第一节　医院后勤应急管理研究概述

一、医院后勤应急管理的理论基础

医院后勤应急管理是医院应急管理的一个重要组成部分。作为医院应急管理的一个分支，必然要以医院应急管理的理论为基础。

通过对医院应急管理研究的回顾，笔者发现，它的一些基本理念和基本原则是在灾害研究和管理学研究的基础上建立起来的。

20 世纪 40 年代以来，人类有关自然灾害的研究以及社会学研究使我们对各种灾害的物理特征、社会影响有了不断深入的理解。其中，人们对灾害社会学的研究，特别是关于危机状态下人类行为的研究构成了医院应急管理的理论基础之一。

灾害社会学研究对医院应急管理的理论贡献主要体现在四个方面。（1）功能化的组织结构。它要求按照功能而不是针对危害来组织医院的应急反应行动，除了关注危害产生的需求之外，还关注应急反应行动所产生的需求，从而保证医院应急反应的兼容性、高效性与协调性。（2）分布式的解决问题方式。它证明了以往军事化的、自上而下的指挥模式不能有效地解决不同层次、不同性质的机构相互协调的问题，希望通过统一的计划、联合的演练、及时的沟通和共享的设施来实现协调的行动，提高应急反应能力。（3）强调对人类危机行为的理解。通过研究，归纳出了人类个体、家庭、特定人群以及各种组织在危机状态下的行为特征，并在此基础上形成了医院应急管理的一些基本理念和基本原则。（4）区分了防灾计划与灾害管理的概念，强调了灾害应对的阶段性，前者相当于目前医院应急管理的防范与准备阶段，后者相当于反应与恢复阶段。

在诸多的管理研究当中，对医院应急管理影响较大的有以下四个方面。（1）系统论的观点与方法使人们认识到，医院应急管理是一个跨学科、跨机构、跨组织、跨政府部门的开放系统，应当通过多种途径来协调各方面的关系，实现共同的目标。（2）目标管理的方法为医院应急管理者提供了一条管理途径，即通过制定一系列客观、可测量的目标来分配任务、规定时限、明确职责、配置资源、控制过程、评估结果，实现对医院应急反应过程的管理。（3）人力资源管理的研究使我们认识到医院应急管理目标的实现与各类人员的应急素质密切相关。正确地进行岗位分类，开展应急知识、技能和能力的培训，不断提高熟练程度是增强医院整体应急反应能力的关键。（4）组织学习理论，要求医院应急管理者对应急反应的实践进行连续的评估，通过对目标的修订、组织结构的调整、人员素质的提高、医疗设施和后勤保障的改善来实现医院应急管理的持续改进。

20 世纪 70 年代后，应急管理作为一门独立的管理学科，逐渐在灾害研究的基础上形成。这一时期人们认识到，应急管理不应当是一个仅仅对危害事件做出反应的被动行为，而应当是一个主动的管理过程，这个过程包括防范、准备、反应、恢复四个阶段。同时，应急管理不应孤立地关注某一种特定的危害，而应着眼于可能发生的所有潜在危害。

这一时期，突发事件指挥系统（Incident Command System, ICS）的出现对医院应急管理的实践产生了巨大影响。这一系统是美国政府部门为了协调野外灭火过程中不同部门之间的关系而建立的。它提出了不仅要关注危害需求而且要关注反应需求的理念，将应急管理的组织结构分成指挥、行动、计划、后勤、财务与管理等功能模块，归纳出统一的术语、一体化的信息传递、模块式的组织、统一的指挥、合理的管理跨度、共同的行动计划、综合的资源管理、必备的应急设施共八项原则。目前，被美国医疗机构所普遍采用的医院突发事件指挥系统（Hospital Incident Command System, HICS）就是在此系统的基础上形成的。

20 世纪 80 年代初，美国联邦应急管理局在阐述应急管理的框架时，特别强调了脆弱性分析的重要性。认为它是识别潜在危害、确定应对重点、制订应急预案、采取防范措施、开展培训和演练、完善物资保障的基础。同时还指出，应急管理的防范阶段与反应和恢复阶段同等重要，不能忽视。

20 世纪 90 年代，应急管理出现了四个方面的变化：一是提出了关于应急管理层次的概念，强调了协调应急反应行动与不同级别政府部门之间的关系，协调相同级别以及不同级别政府部门之间关系的重要性；二是运用了目标管理的方法来实现不同层次、不同部门的协调行动；三是区分了应急反应的可容量与兼容性的概念，不仅要应对受害者数量的急剧增加，还要满足受害者的特殊需求；四是提出了连续性的概念，要求参与应急行动的机构不但要完成应急反应的各项任务，还要保证原有功能的发挥。

进入 21 世纪，频繁发生的自然灾害和人为的恐怖事件使人们对应急管理的认识有了极大提高，应急管理作为一门管理科学逐渐得到了人们的广泛认可。在这样的背景下，医院应急管理也得到了长足的发展。许多国家的卫生管理部门和医疗卫生组织相继出台了有关医院应急管理的标准，以此来指导、规范医院的应急管理工作。人们对医院应急管理的研究正朝着系统、深入的方向发展。

2003 年 SARS 爆发流行之后，应急管理在我国得到了广泛重视。在党中央的统一领导下，有关部门围绕着应急预案、应急管理体制、机制和法制建设开展工作，构建应急管理体系的核心框架。党中央、国务院、全国人大常委会、原卫生部相继出台的法律、法规、政策、规范性文件、专项预案和技术指南都对医院的应急管理提出了明确要求。所有这些都需要医院在后勤应急管理的实践中加以遵循。

二、医院后勤应急管理的基本理念与原则

多年来，医院应急反应的实践和医院应急管理的研究使我们认识到，医院后勤应急管理应当注意遵循相关基本理念与原则。

（一）医院后勤应急管理的基本理念

医院后勤应急管理的核心任务是保持医疗服务的连续性。突发公共卫生事件对医院的影响主要表现在两个方面：一是原有的医疗服务被干扰或中断；二是与事件相关的医疗需求在短时间内急剧增加，超出了常态下的医疗服务能力。医疗服务的连续性被破坏，会使原有患者的健康甚至生命受到威胁，使事件的受害者不能得到及时、有效的救治，医院的应急反应功能也就无法得到发挥。

医院后勤应急管理不仅要提高医疗应急的可容量，还要提高其兼容性。所谓医疗应急，是指突发公共卫生事件发生后，医院在医疗需求超出常态医疗服务能力的情况下，为了使患者能够得到必要的诊断和治疗而采取的一系列措施。实践表明，如果医院要想在医疗应急过程中有效地发挥自己的功能，不仅要满足患者的一般医疗需求，还要满足患者的特殊医疗需求。为此，国外学者提出了医疗应急可容量与兼容性的概念。医疗应急的可容量是指突发公共卫生事件发生后，患者数量明显增加，超出日常医疗服务能力的情况下，医院对患者进行必要诊断和治疗的能力。医疗应急的兼容性是指在同样情况下，医院处理患者特殊医疗需求的能力。这里所提到的特殊医疗需求包括：特殊的专业知识、特殊的操作程序、特殊的设备和特殊的技能，有时还包括为了保护医务工作者和其他患者而采取的特殊措施。

医院后勤应急管理不但要关注危害需求，还要关注反应需求。危害需求是指突发公共卫生事件所造成的危害本身所形成的、需要医院加以应对的需求，如对伤病者进行救治，对死者进行处理等。反应需求是指医院在组织开展应急反应行

动的过程中所产生的需求，如应急状态下的信息收集、决策、指挥、协调等。在关注危害需求的同时关注反应需求对医院的应急管理具有重要意义。单纯地应对危害需求，往往会事倍功半，而关注反应需求，建立科学、有效的应对机制则会提高整个医疗应急反应的效率，从而更好地满足危害需求。

医院后勤应急管理应当采取综合应对的策略。近年来，突发公共卫生事件数量不断增加，种类也越来越多样化。因此，医院应急管理应当采取综合应对的策略来保证应急反应功能的发挥。虽然医院需要应对的事件种类不同，规模和影响也有很大差异，但应对的基本过程大致相同。医院管理者应当致力于突发公共卫生事件的综合应对，这样才能不断完善应急反应机制，提高整体应急反应能力。

医院后勤应急管理应当努力降低脆弱性，不断提高弹性。脆弱性与弹性是两个相对的概念。脆弱性表示人群和环境对各类突发事件的易感性，而弹性是指人群和环境抵御各类突发事件的柔韧性。此处提到的脆弱性是指医院受到某种突发公共卫生事件影响的可能性及其后果的严重性。弹性是指医院在突发事件发生后，保持医疗服务的连续性，满足应急需求，迅速恢复到常态的能力。努力降低医院对突发公共卫生事件的脆弱性，不断提高医院的应急弹性可以有效地化解部分事件对医疗工作的干扰；延缓某些事件的进程，为应急反应争取时间；将事件的影响减小到最低限度，为迅速恢复常态创造有利条件。

医院后勤应急管理应当努力提高各级各类人员的应急素质。这里用“素质”而不是“能力”来描述对各级各类人员的要求，是因为前者更为准确和全面。应急素质是指应急反应所需要的、客观的、可测量的岗位知识、技能和能力。它可以被分解为各级各类人员的基本素质、实现各个组织功能所需要的素质、完成不同应急反应任务所需要的素质、履行本岗位职责所需要的素质四个方面。在评价各级各类人员的岗位知识、技能和能力时，通常可以将其分为了解、掌握、精通三个层次来加以描述。

医院后勤应急管理应当努力实现全过程覆盖。应急管理的过程包括防范、准备、反应、恢复四个阶段。防范的目的是降低乃至消除危害事件发生的可能性或者降低乃至消除危害事件发生后的影响。准备是为了提高医院的组织弹性和医疗应急的可容量与兼容性。反应是针对危害事件的直接后果和短期影响而采取的行动。恢复是指危害事件发生后为了恢复正常医疗工作所开展的各项活动。这四个阶段的工作密切联系、缺一不可，具有同等的重要性。

医院后勤应急管理应当通过组织学习来持续改进：突发公共卫生事件的突发

性、不确定性、决策的非程序性决定了医院应急管理的内部与外部环境总是处于不断变化之中。这就要求医院管理者对应急管理的实践进行适时的评估，及时发现存在的问题，采取有效措施加以解决，实现医院应急管理的持续改进。

（二）医院后勤应急管理的基本原则

关于医院应急管理的基本原则，国内外学者根据应急管理的实践从不同角度进行了归纳。这些基本原则对医院后勤应急管理同样具有指导意义。

美国联邦应急管理局的应急管理研究所 2007 年曾组织专家、学者对应急管理的原则进行讨论，提出了八项原则。这些原则被国际应急管理者协会采纳并向全球推广。

综合化原则：对各种灾害、各阶段工作、各种影响、各有关方面进行综合管理。

针对性原则：对未来可能发生的灾害进行预测、预防并做好应急准备。

风险驱动原则：根据危害识别、风险分析、影响评估的结果确定优先顺序，配置资源。

统一的原则：确保各级、各类组织、机构的统一，团结一致地推进工作。

合作的原则：建立并且保持组织、个人之间的相互信任、团队气氛、意见一致、沟通交流，促进合作。

协调的原则：协调各方面的关系，为实现共同目标而努力。

灵活的原则：采用灵活多样的方法，创造性地开展工作，应对挑战。

专业化原则：通过教育、培训、实践和持续改进，不断提高专业化水平。

国内学者认为，应急反应的行动应当以职业安全为前提，多专业协作，根据优先顺序配置资源，人员一专多能，重视原始资料的收集，记载准确、完整、系统等原则。

目前，美国医院普遍采用的医院突发事件指挥系统强调，医院在应急反应行动中应当遵循以下原则：统一的术语、一体化的信息传递、模块化的组织结构、统一的指挥、合理的管理跨度、共同的行动计划、综合的资源管理、必备的应急设施。

三、医院后勤应急管理的体制与机制

应急管理体制是指为了应对突发公共卫生事件而建立起来的具有确定功能的组织结构和行政职能。管理机制是指组织结构的不同部分相互作用的过程和方式。

无论是体制还是机制，都需要通过制度来加以确立和保障。从目前国内外的实践来看，医院后勤应急管理的体制和机制主要涉及常态下的组织领导和防范、准备活动，以及非常态下的应急指挥和反应、恢复行动。

常态下的体制建设主要包括：对应急管理实行统一的领导，将其纳入日常管理范围；设置专门机构、专职人员负责应急管理工作；建立由多部门、多专业参与的委员会，对应急管理进行监督、指导和协调；通过制订预案和建立健全制度来明确有关部门的应急管理职能和责任等。

在常态下，医院后勤应急管理的运行机制主要包括：通过制订、实施规划和计划推进工作的机制；开展风险评估的机制；进行培训和演练的机制；建立物资储备的机制；定期评估和持续改进的机制等。

关于非常态下的应急指挥，医院突发事件指挥系统很值得借鉴。系统采用模块化的管理方式，覆盖了应急反应的各项基本功能，可以用来应对各种类型、各种规模的突发公共卫生事件，使不同部门的人员能够在统一的组织结构中按照各自的职责协调、高效地解决问题，同时确保他们能够得到必要的物资和管理支持。

非常态下，医院后勤应急管理的运行机制涉及应急反应行动和恢复行动的各个方面。大体包括：预警、危害评估、预案启动、通信联络、信息收集与发布、内部与外部协调、安全保障、疏散转移、物资保障、人员保障、病人管理、财务管理、文档管理、应急解除、总结评估等。国内也有学者从总体上将应急管理的机制归纳为预警机制、处置机制和辅助机制三方面。

四、医院后勤应急管理的策略与方法

（一）医院后勤应急管理的策略

近年来，国内外专家学者在总结医院应急管理实践的基础上，根据当前所面临的问题，提出了许多加强医院后勤应急管理的策略。

一是努力创造良好的外部和内部环境。外部管理的重点主要是：通过积极的沟通，争取各级政府部门和相关机构、组织的支持；将医院的应急管理活动纳入本地区、本行业的应急体系建设之中；使各项应急准备工作符合国家法律、法规的要求，达到政府和卫生行政部门的标准。内部管理的重点主要是：通过宣传和教育活动提高认识，加强领导，广泛参与；与日常管理工作相结合，与各级、各类人员的岗位职责相结合。

二是采取措施降低脆弱性，增强弹性。结合医院的实际情况、应发挥的应急功能、法律法规的要求进行脆弱性分析。根据面临的问题、围绕关键环节做好防范、准备、反应、恢复各个阶段的基础工作，不断提高应对各种复杂情况的能力。

三是加强督导，持续改进。制订医院应急管理的长期规划和年度计划，设定目标，明确责任，切实执行，不断推进工作；经常开展监督检查，及时总结，定期评估，通过自觉的组织学习实现医院应急管理的持续改进。

四是充分发挥医院应急管理委员会（或医院应急领导小组）的作用。除了设置专门机构和专职人员外，还应建立多部门、多专业参与的应急管理委员会（或医院应急领导小组），对医院的应急管理进行监督、指导和协调。组织开展各项活动，评价效果，为管理决策提供咨询和建议。

五是推行标准化管理。通过开发指南和各种模板对计划制订、预案编制、宣传教育、培训演练、总结评估等进行统一的规范，不但可以提高管理的系统性和协调性，还可以大大提高管理的效率，保证工作质量。

（二）医院后勤应急管理的方法

医院后勤应急管理是医院管理的重要组成部分。从理论上讲，医院管理乃至所有管理学的方法都能在医院后勤应急管理活动中加以应用。由于医院后勤自身的特点，目前被应用的方法主要有：系统的方法、综合的方法、标准化的方法、目标管理的方法、风险分析的方法、管理控制的方法、管理评估的方法等。总之，医院后勤应急管理方法的选择应当以基本理念和原则为指导，满足体制和机制的需要，保证各项策略的实施取得实效。

第二节　医院后勤应急管理研究的重点领域

一、医院后勤应急管理的模式

模式是指某种事物的标准形式或可以参照的标准样式。关于管理模式，目前没有一个被普遍认同的定义。有学者认为，它是与战略目标相适应的组织结构；也有学者认为，它是在一定管理理念指导下所采取的资源配置方式，是对管理目标、管理对象和管理手段进行的整合；还有学者认为，它是一整套管理理念、管理内容、管理工具、管理程序、管理制度和管理方法的集合，并且进一步归纳，用公式表述为：管理模式 = 理念 + 系统 + 方法。

应急管理是一门新兴的管理学科。2003 年 SARS 后，我国应急管理研究有了长足的发展。其中，内容涉及应急管理模式的虽然数量可观，但是对其进行全面、系统、深入研究的却为数不多。

国内有学者使用“框架”一词对应急管理模式的基本要素进行了描述，认为它主要包括两个方面：一是覆盖事前、事中和事后的管理过程和工作内容，以及法制保证；二是责任明确、统一指挥、分工协作的管理体制和机制，并且将我国应急管理的模式归纳为“一案三制”，即预案、体制、机制、法制。

美国有学者认为，应急管理是一项跨机构、跨部门、跨专业的活动，因此应当采用系统化的模式来进行。这种系统化的应急管理模式主要包括三个方面：一是基本的理念与原则；二是标准化的过程与程序；三是有效的组织结构与策略。

医院后勤应急管理的特殊性以及它在医院应急管理体系中所应当发挥的功能决定了后勤的应急管理活动要围绕着自身的特点来进行。

通过文献回顾，结合医院后勤应急管理活动的特点，大致可以归纳出这样一个定义：医院后勤应急管理模式是指医院为了有效应对各类突发公共卫生事件，根据医院后勤工作的特点而建立的管理体系。它的基本构成包括：管理的理念与原则、管理的制度与标准操作程序、管理的策略与方法。

二、医院后勤应急保障的脆弱性

医院后勤应急保障的脆弱性，是指医院的后勤保障受到某种潜在灾害影响的可能性以及它对灾害的承受能力。其内涵十分丰富，主要归纳为以下方面。

第一，它描述的是某种灾害发生的可能性。这里所说的灾害是指某种潜在的或现有的外在力量、物理状态或生物化学因子所造成的大量人身伤害、疾病、死亡，所带来的财产、环境、经营的严重损失以及其他严重干扰后勤保障功能正常发挥的后果。

第二，这种可能性可以是一系列动态的可能，如外在力量、物理状态或生物化学因子存在的可能，它们引发事件的可能，事件形成灾害的可能，灾害演变成灾难的可能。

第三，其影响可以是直接的，也可以是间接的。

第四，其外在的表现形式是医疗环境被严重破坏，医疗工作受到严重干扰，对后勤保障的需求急剧增加。

第五，它与灾害的严重程度成正比，与医院后勤保障的抗灾能力成反比。

第六，其构成涉及内部和外部多种因素，我们对它的认识会受到主观和客观条件的制约。

近年来，国内外学者对医院的灾害脆弱性进行了研究，重点是对那些可能对医院的灾害脆弱性造成影响的相关因素进行了识别、分析，并对它们进行了归纳和分类。这些研究值得医院后勤管理者认真进行归纳和思考。目前，较为流行的观点是将医院的灾害脆弱性分为三类：一是结构的脆弱性，二是非结构的脆弱性，三是管理的脆弱性。

结构的脆弱性是指建筑结构受到某种潜在灾害影响的可能性以及它对灾害的承受能力。与其相关的因素包括建筑结构和材料的安全性和既往灾害事件对结构的影响。

非结构的脆弱性是指医院建筑结构之外的其他建筑组成部分和水、电、气、热、通风、空调、消毒、燃料供应等关键功能系统，以及各类家具和医疗设备受到某种潜在灾害影响的可能性以及它们对灾害的承受能力。

管理的脆弱性主要反映的是医院灾害应急管理的状况，我们可以由此来初步判断医院对各种常见灾害的应急反应能力。一般来说，评价管理的脆弱性主要关注日常应急管理、应急指挥、安全保障、医疗应急、应急救援五个方面。

三、医院后勤应急保障的弹性

弹性是指物体受外力作用变形后，除去作用力时能恢复原来形状的性质。除此之外，它还有另外一种解释，是指迅速从疾病、变化或灾难中恢复的能力。后一种解释，也许是弹性这个概念被许多应急管理研究者采用的原因。

弹性的概念在企业管理中应用得较为广泛。最初的认识集中在企业内部的资源宽松和冗余，特别是货币资源和人力资源的冗余上。之后，组织弹性的外延逐步扩大，进一步被描述为组织将其产品或服务的产出维持在一定水平的能力，希望通过提高弹性来抵御经济危机的影响，保持企业的可持续发展。美国的战略管理学家将组织弹性定义为“个人或组织迅速从变化或灾难中恢复的能力”。我国一些学者也将弹性作为管理学中的一项重要原理，认为它是组织系统在外部环境发生变化时迅速地做出反应，采取积极的行动，适应环境的变化，能动地达成组织目标的应变能力。

国内一些从事应急管理研究的学者在研究中提到了机构弹性的概念，其是指一个风险事件管理机构能够迅速从事件中恢复到正常运行状态的能力，并试图用保障率，即有效或有用的风险防范措施与所需的资源与措施之比，来对机构弹性加以衡量。

在医院应急管理领域，关于弹性的研究主要集中在如何保持医疗服务的连续性；如何提高医疗应急的可容量和兼容性两个方面。这是因为突发事件给医院造成的影响主要表现在医疗服务的正常运行被干扰；患者的一般医疗需求或特殊医疗需求急剧增加。在这里，连续性反映的是医院在突发事件发生后维持运转，保证患者、来访者、工作人员安全的能力。医疗应急是指医疗需求超出日常极限时，医院对患者进行必要诊断和治疗的能力。它的可容量是指医院应对患者数量明显增加的能力。兼容性则是指医院满足患者特殊需要的能力。

一些学者认为，弹性是一个与脆弱性相对的概念。脆弱性表示人群和环境对各类突发事件的易感性。弹性是指人群和环境抵御各类突发事件的柔韧性、适应性，或者说是对突发事件的承受能力。它包括吸收能力、缓冲能力、反应和恢复能力。吸收能力是指在不损失基本功能的情况下化解突发事件影响的能力。缓冲能力是指在给定可及资源变化的情况下，减少基本功能变化的能力。反应和恢复能力是指采取各种措施应对突发事件所造成的危害，将各项功能恢复到事件前正常状态的能力。弹性具有自然属性和人为属性，自然的变化和人类的干预都会对弹性产生影响。

从应急管理的角度，可以将弹性的定义所包含的要素归纳为三点。首先，它是个体或组织所具有的、应对突发事件或灾害的能力；其次，它可以降低乃至完全消除突发事件或灾害对原有功能的影响；最后，它可以有效地处理突发事件或灾害所造成的危害并且尽快恢复到正常状态。

基于以上认识，考虑到医疗活动自身的特点以及医院后勤应急管理的核心任务，可以将医院后勤的应急弹性定义为：医院的后勤部门在突发事件发生后，为医疗服务的连续性提供保障，满足应急需求，并且迅速恢复到常态的能力。

四、医院后勤应急管理的评估

评估作为管理科学的一个学科，人们对它的研究和实践已经经历了一个较长的时期，而且较为充分。医院后勤应急管理评估虽然是对这些研究和实践成果的具体应用，但也有自身的特点。

第一，医院后勤应急管理评估具有复杂性。其复杂性来自医疗工作的复杂性。

医院所承担的社会功能使其具有人员密集、建筑布局复杂、危险品集中、服务对象需要特殊照顾、对药品和物资供应的要求高、对外部公共设施和供应商的依赖性强、技术风险大、工作中断会危及患者生命、质量和服务的缺陷容易引起纠纷等特点。此外，其复杂性还来自突发公共卫生事件的复杂性。近年来，突发公共卫生事件不仅数量增加，而且种类也越来越多样化。除了各种灾害事故造成的群体创伤、中毒等事件之外，SARS、猪链球菌感染、禽流感、手足口和甲型 H1N1 等新发和重现传染病屡次给医院敲响警钟。此外，如何应对生物、化学、核恐怖事件的问题也摆在了医院管理者面前。由此应认识到，医院后勤应急管理的对象是一个十分复杂的系统，对这样一个复杂系统的评估当然不是一个简单的过程。

第二，医院后勤应急管理评估应当采用多样化的方法。既然医院后勤应急管理是一项系统工程，那么当我们对它的管理绩效进行评判，确定改进措施、考核措施实施情况的时候，也应当采取系统化的方法。强调评估方法的多样性，根据不同的评估目的、评估要求以及评估所涉及的不同方面来决定评估的方式，以求结果的准确性和实用性。然后，将评估过程中获得的各种测量数据与相应的考核标准进行比较,再通过一系列的分析来判定最终的结果,同时提出改进工作的建议。

第三，医院后勤应急管理评估应当注重结果。医院后勤应急管理的目的是通过建立并且不断完善应急管理的体制和机制，制订并且落实各项工作规划、计划和预案，开展培训和演练，提高各级人员的应急素质和医院的整体应急能力，最终实现对各类突发公共卫生事件的有效应对。这一目的能否达到，需要我们衡量医院后勤应急管理的一系列目标能否实现。它的目标体系设立必然要强调各项工作的结果。我们在确定应急管理的评估指标和评估方法时，要尽可能地选择那些能够客观反映工作结果的考核指标和分析方法。应急管理的成败最终要在应对突发公共卫生事件的过程中得到检验。

第四，医院后勤应急管理评估应当以形成性评估为主。应急管理评估的目的可以概括为两个：一是考核各部门开展各项应急管理活动的情况，衡量它们是否达到了相关要求；二是评价应急管理的效果，为今后应急反应能力的持续改进提供建议。对于前者，我们通常采用累积性评估的方法；对于后者，我们一般采用形成性评估的方法。由于形成性评估更加关注如何通过评估进一步明确今后工作的方向、确定适当的策略、提出切实有效的改进措施，而且在深度和广度上都超出了累积性评估，所以它应当是医院后勤应急管理评估首选的方法。推广形成性评估的方法需要解决认识问题。不少医院管理的决策者仅仅满足于在医院评审和卫生行政部门组织的检查中达标，按照卫生行政部门的布置组织应急培训和演练以及其他活动，不太重视医院应急管理和应急反应能力的持续改进。这个问题应当引起注意。

第五，医院应急管理评估需要采取模拟的手段。由于医院后勤部门需要应对的突发公共卫生事件种类繁多，每一事件的发展过程、影响因素、危害的结果都不尽相同，医院不可能经历所有事件。即使有可能重复经历某一类事件，其中每个独立事件的具体过程或情景也不会完全相同。因此，我们不能完全依靠应对突发公共卫生事件的实战来验证应急管理的效果。此外，医院应急反应的对象是各类突发公共卫生事件的受害者，任何应急管理工作的缺陷都有可能危及受害者生命，医院应当尽量避免采用事后评估的策略来完善应急反应工作。医院后勤应急管理的这种特殊性决定了我们应采用模拟的事件对应急反应能力进行评估，考察应急管理的效果。

医院后勤应急管理是整个医院应急管理的一个重要组成部分，工作内容涉及医院应急管理的各个方面，需要进行评估的内容也十分广泛。总体上可以归纳为两个层面：一是对管理的评估，二是对能力的评估。

对管理的评估主要是评价医院后勤应急管理体制和运行机制的合理性；规章制度、应急预案是否健全、完善；应急管理规划和工作计划是否得以落实，效果如何；各项工作任务的完成情况和相关活动的开展情况等。

对管理的评估既包括对应急管理的全面评估，也包括对其中一个方面或某一项工作的评价。它主要考查应急管理活动的效率和效果，最终目的是要了解应急管理工作取得了哪些成绩，还需要从哪些方面进行改进。

通常步骤包括：建立实施评估的团队；确定评估目的和工作目标；选择适当的评估方法；明确评估的重点内容、所需时间、考核指标、数据来源、收集方式、测量方法、分析步骤、评定标准等具体策略；确定评估者；准备评估指南、项目列表、调查问卷、评分表等文件；实施评估；对获取的数据进行分析；反馈结果，交流意见；撰写评估报告。

常见的评估方式包括：问卷调查、个别访谈、文件回顾、现场观察、专题座谈会、案例分析等。

对能力的评估主要是评价保持医疗服务连续性的能力和应对突发公共卫生事件的反应能力。

对能力的评估通常在突发公共卫生事件发生后进行，通过评价应急反应的效果来考核医院的应急能力。通常，也可以通过各种演练、训练、模拟事件来评价。利用这种“事后评估”的方法来发现应急能力的缺陷，采取有针对性的措施来加以提高。

具体步骤包括：对实际的应急反应过程或模拟的过程进行完整记录，收集客观、权威的数据和观察结果；对数据和结果进行综合分析，找出成功和失败之处，评价效果；提出改善能力的建议；形成事后评估报告。

常见的评估方式包括：评估者现场观察并提供分析报告；收集各种相关的文件并进行分析；召开事后总结会，收集、归纳参与者的观察和建议等。

第三节　医院后勤应急管理研究面临的主要问题

2003年SARS之后，我国医院管理者对医院应急管理的认识程度不断提高，围绕应急管理实践开展的研究不断拓展。医院后勤应急管理在应对突发公共卫生事件中的作用越来越得到重视，相关的研究不断深入。但是，无论从医院应急管理研究的总体情况来看，还是从医院后勤应急管理研究方向来看，还存在一些问题，需要在今后的研究中不断改进。

第一，目前的研究大都是以往应对突发公共卫生事件的经验总结和问题的归纳分析以及改进工作的建议，尚未完全上升到理论层面。研究的内容也相对局限，缺乏相互联系，没有形成全面的、系统的研究体系。即使作为医院应急管理研究的一个组成部分，目前的研究也不够充分。今后，应当在梳理以往研究进展的基础上，借鉴相关学科的研究成果以及国外的先进经验，不断将研究引向深入，为建立符合医院特点的后勤应急管理模式提供理论基础。

第二，医院应急管理是一个较为新兴的学科，它是在吸取不同学科、不同理论研究成果的基础上开展的，研究者使用的概念不尽相同，不够统一。除了“医院应急管理”之外，其他提法还有：“医院危机管理”“医院风险管理”“医院突发事件管理”等。传统的急救医学和灾害医学除了从医学专业的角度进行研究之外，也在关注应急管理的相关问题。上述研究的范围、角度、侧重、目的虽然各不相同，但内容没有本质区别。因此，医院后勤应急管理需要进一步归纳、建立基本概念、基本原则和基本理论框架。其研究目的是采用相对统一的语言来讨论问题，避免因为概念的混淆影响对医院后勤应急管理的深入研究和分析。

第三，目前，针对医院后勤应急管理的重点、难点问题以及医院后勤人员的特点开发的实用管理指南和实用管理工具还较为缺乏，不能为后勤一线的管理人员提供有针对性的指导，不能有效地促进各级各类人员应急素质的提高。今后，还需要在不断研究的基础上，加强成果转化，开发实用指南和工具，为提升后勤应急管理的科学化、规范化水平提供技术支撑。

第四，研究能力亟待加强。目前，医院后勤管理团队普遍面临人员老化、学历偏低、管理水平不高、理念需要更新等问题。在科研意识、科研能力方面更需要加强。医院管理者应当对此加以重视，采取措施补齐短板。在人才、培训、资金、项目等方面予以扶持，有计划地开展能力建设，不断提高后勤管理团队的科研能力，最终提高医院后勤应急管理的水平。

下篇

医院后勤应急管理要点与案例

第七章　建筑物安全及施工安全应急管理

朱　晞

建筑行业是我国高危行业之一，也是我国“三大事故”多发行业之一。建筑安全生产涉及广大人民群众生命财产安全、切身利益和社会稳定。党和国家政府历来十分重视建筑安全生产。随着《中华人民共和国建筑法》《中华人民共和国安全生产法》等法律法规的实施，我国建筑安全生产法律法规体系得到了进一步完善。

医院建筑物及附属设施安全是医院安全运营的重要组成部分，是保障医院医疗活动正常开展的基本要素。1986年，国家建设部制定的《中国建筑技术政策》明确提出：“建筑的主要任务是全面贯彻适用、安全、经济、美观的方针。”“适用”是恰当地确定建筑物的面积和体积大小，进行合理布局，拥有必要的各项设施，具有良好的卫生条件和保暖、隔热、隔声的环境；“安全”是结构和防灾的可靠度、疏散及报警能力、建筑的耐久性、使用寿命；“经济”是建筑的经济效益、社会效益和环境效益；“美观”是在适用、安全、经济的前提下，把建筑美与环境美列为设计的重要内容。我国现阶段仍然处于社会主义初级发展时期，国民经济和社会发展仍处于发展之中，坚持节约土地、节省资源的原则，是我国医院建设应当坚持的根本原则。

第一节　建筑物及附属设施安全应急预案要点与案例分享

一、建筑物概念及分类

（一）概念

建筑是建筑物及构筑物的总称。建筑是人们为了满足社会生活需要，利用所掌握的物质技术手段，运用一定的科学规律和美学法则创造的人工环境。学术界把直接提供人们工作、学习、娱乐、生活居住场所等的建筑称为建筑物，如办公楼、学校、酒店、图书馆、剧场、体育馆、住宅等；把人们不直接生产、生活的建筑称为构筑物，如配电房、水池等。建筑物及构筑物都是以一定空间形式存在的。

（二）分类

1. 按照使用性质分类

建筑分为生产性建筑和非生产性建筑。生产性建筑是指工业建筑、农业建筑；非生产性建筑是指民用建筑。民用建筑是指人们居住、生活、工作和从事文化、商业、医疗、交通等公共活动的场所。

（1）民用建筑依据使用功能可以分为居住建筑和公共建筑。

①居住建筑：如住宅、公寓、宿舍等。

②公共建筑：依据功能特点分为生活服务类建筑、文教建筑、托幼建筑、医疗建筑、科研建筑、商业建筑、行政办公建筑、交通建筑、体育建筑、展览建筑、观演建筑、通信建筑、园林建筑、纪念性建筑、旅馆建筑等。

（2）民用建筑依据规模和数量可以分为大量性建筑和大型性建筑。

①大量性建筑是指量大面广、与人民生活密切相关的建筑，如住宅、学校、商店等。

②大型性建筑是指规模宏大但修建量少的建筑，如大型体育馆（场）、影剧院、航空港、火车站、展览馆等。

（3）民用建筑依据建筑高度或层数可以分为住宅和其他民用建筑。

①住宅依据层数或建筑高度（建筑高度自室外设计地面至建筑主体檐口顶部的垂直高度）分为：低层建筑、多层建筑、中高层建筑、超高层建筑。

②其他民用建筑依据建筑高度可以分为普通建筑、高层建筑和超高层建筑。普通建筑是建筑高度不超过24m的民用建筑和建筑高度超过24m的单层民用建筑;高层建筑是建筑高度超过 24m 的民用建筑；超高层建筑是建筑高度超过 100m 的民用建筑。

2. 按照主要承重结构材料分类

（1）生土—木结构建筑是指以土坯、板筑（干打垒）等生土墙和木屋架作为主要承重结构的建筑。

（2）砖木结构建筑是指用砖墙（或柱）、木屋架作为主要承重结构的建筑。

（3）砖混结构建筑（砖—钢筋混凝土混合结构建筑）是指用砖墙（或柱）、钢筋混凝土楼板和屋顶重构件作为主要承重结构的建筑。

（4)钢筋混凝土结构建筑是指主要承重构件全部采用钢筋混凝土结构的建筑。

（5）钢结构建筑是指主要承重构件全部用钢材制作的建筑。与钢筋混凝土结构建筑相比，其具有自重轻的优点。

3. 按照结构承重方式分类

（1）墙承重结构建筑是用墙承受楼板及屋顶传来的全部荷载的建筑，如砖木结构建筑、砖混结构建筑等。

（2）骨架承重结构建筑是用柱与梁组成骨架承受全部荷载的建筑。一般采用钢筋混凝土结构或钢结构组成骨架，用于大跨度建筑、荷载大的建筑及高层建筑。

（3）内骨架承重结构建筑是建筑物的内部用梁、柱组成骨架承重，四周用外墙承重的建筑。常用于首层需要较大通透空间的多层建筑，如首层为商店的多层住宅等。

（4）空间结构建筑是用空间构架或结构承受荷载的建筑。常用于需要大空间而内部又不能设柱的建筑，如体育馆、展览馆等。

二、建筑安全

（一）概念

建筑安全是指结构和防灾的可靠度、疏散及报警能力、建筑的耐久性、使用寿命。建筑安全必须贯穿于建筑的全生命周期。建筑设计院从承接设计任务书开始，就应当将建筑设计安全放在第一位。应当按照国家现行法律法规和国家现行标准要求，进行环境保护设施和安全设施设计，防止因设计考虑不周导致安全生产事故发生或对环境保护造成不良影响；应当在设计中充分考虑施工安全和防护需要，对涉及安全施工的重点部分或环节（节点），必须在设计书中进行注明，并对防范安全生产事故提出指导性意见；应当对采用新结构、新材料、新工艺的建筑工程和特殊结构的建筑工程，在设计书中提出保障施工人员安全和预防生产安全事故措施的建议；应当在工程总概算中明确包含工程安全环保设施费用、安全施工、环境保护措施费用等。建筑设计院、注册建筑师、注册建造师等单位及执业人员应当对其设计项目终身负责。建筑师在设计中，应当根据建筑的使用性质、环境以及建筑构造的不同提出适合的设计要求：第一必须满足建筑构造的使用功能；第二必须满足建筑结构安全，如楼梯、阳台、墙面装修等构造采取的安全措施，确保建筑物的使用安全；第三必须适应建筑工业化的需要，如在采用新材料、新结构、新设备的基础上，有利于施工方式改造和更新；第四必须处理好经济利益和工程质量管理的关系，只有在保证质量的前提下，才能合理降低工程造价；第五必须注重美观。通过以上要求，使设计的建筑达到经济、安全、美观、适用的要求。

（二）影响建筑安全的因素

建筑物在投入使用后，必然会经受自然界各种因素的考验。为了提高建筑物对外界各种考验的抵御能力，延长建筑物使用寿命，在建筑构造设计时，必须充分考虑各种因素对建筑的影响。

1. 外界环境因素

外界因素主要分为外力作用、自然气候、各种人为因素。

作用在建筑物上的各种外力统称荷载。荷载分为恒荷载和活荷载两大类。恒荷载如结构自重；活荷载如人群、家具、吊车、雪荷载、风荷载以及地震荷载等。在荷载中，风力影响不可忽视，特别是在沿海地区，风力影响更大。风力往往是高层建筑水平荷载的主要影响因素，地震力对建筑物的破坏是目前自然界各种影响因素中最为严重的，必须引起高度重视。

太阳的热辐射、自然界的风霜雨雪等，构成了影响建筑物的多种因素。由于南北纬度、气候、温差差别较大，建筑物的构、配件材料会因热胀冷缩而开裂、出现渗漏水现象。在建筑构造设计时，针对建筑所受影响性质和程度，做好防范措施，如防潮、防水、保温、隔热，南方地区做好防霉、设变形缝和隔气层等，防患于未然。

人们在从事生产和生活活动中，会产生对建筑物造成影响的机械振动、化学腐蚀、爆炸、火灾、噪声等。因此，在建筑构造设计时，必须考虑各种影响因素，从构造上采取防震、防腐、防爆、防火、隔声等相应措施，以避免建筑物遭受不必要的损失。

2. 物质技术条件

材料是组成建筑物的物质基础，结构是建筑物的骨架。建筑材料、结构和施工等物质技术条件是构成建筑的基本要素，与建筑构造密切相关。

3. 经济条件

随着现代社会的发展，建筑技术及人们生活水平的提高，建筑使用要求会不断改变，建筑标准提高也会带来建筑质量标准、建筑造价等的变化，对建筑构造的要求也会随着经济条件的改变和发展而发生相应的变化。

（三）建筑耐久性等级和耐火等级

1. 耐久性等级

耐久性等级依据主体结构确定的建筑耐久年限可以分为四级。

表 7-1 建筑耐久年限分级表

等级	建筑年限及建筑标准
一级	100 年以上，适用于重要建筑和高层建筑
二级	50 ~ 100 年，适用于一般建筑
三级	25 ~ 50 年，适用于次要建筑
四级	15 年以下，适用于临时建筑

耐久性等级不同，在设计与建造房屋时，要选择与耐久年限相应的材料与结构。

2. 耐火等级

耐火等级依据组成建筑物构件的燃烧性能和耐火极限来确定。按照《建筑设计防火规范》（GB 50016—2014），建筑划分为四个耐火等级。

表 7-2 建筑物构件的燃烧性能和耐火极限 单位：h

构件名称		耐火等级			
		一级	二级	三级	四级
墙	防火墙	不燃性 3.00	不燃性 3.00	不燃性 3.00	不燃性 3.00
	承重墙、楼梯间、电梯井的墙	不燃性 3.00	不燃性 2.50	不燃性 2.50	难燃性 0.50
	非承重外墙、疏散走道两侧的隔墙	不燃性 1.00	不燃性 1.00	不燃性 0.50	可燃性 0.25
	房间隔墙	不燃性 0.75	不燃性 0.50	难燃性 0.50	难燃性 0.25
柱	支撑多层的柱	不燃性 3.00	不燃性 2.50	不燃性 2.50	难燃性 0.50
	支撑单层的柱	不燃性 2.50	不燃性 2.00	不燃性 2.00	难燃性
梁		不燃性 2.00	不燃性 1.50	不燃性 1.00	难燃性 0.50
楼板		不燃性 1.50	不燃性 1.00	不燃性 0.50	可燃性 0.25
屋顶承重构件		不燃性 1.50	不燃性 0.50	可燃性	可燃性
疏散楼梯		不燃性 1.50	不燃性 1.00	不燃性 1.00	可燃性
吊顶(包括吊顶格栅)		不燃性 0.25	不燃性 0.25	难燃性 0.15	可燃性

3. 建筑构件燃烧性能分类

（1）非燃烧体：用非燃烧材料做成的构件，如天然石材、人工石材、金属材料等。

（2）难燃烧体：用不易燃烧的材料做成的构件（或者用燃烧材料做成但用非燃烧材料作为保护层的构件），如沥青混凝土构件、木板条抹灰的构件等。

（3）燃烧体：用容易燃烧的材料做成的构件，如木材等。

三、医院建筑安全

医院建筑属于非生产性建筑中民用建筑类的公共建筑。医院建筑具有民用建筑所具有的特点和特性，具有建筑的复杂性。医院建筑是医院建设的一个重要组成部分，医院建设规模受地方政府卫生区域发展规划的影响，同时还受其他诸多因素和环境的影响与制约。医院建设宏观上应遵循国家现行建筑规范与卫生学规范，微观上应符合医务人员工作流程与医疗护理的安全性，以保证整个医疗诊治活动畅通、安全、高效运行。医院建筑应符合原国家建设部《综合医院建设标准》《综合医院建筑设计规范》的要求。医院建设在规划中要包括急诊、门诊、住院病区、医技科室、行政用房、保障系统、生活用房等设施，同时还应按照医疗相关法规对医用建筑的内部流程进行规划，确保医疗诊疗的科学性与安全性。进入21世纪，现代化医院建设发展迅猛，无论医院规模大小，都要受到土建面积、地形方位等诸多因素的影响，医院建筑呈现出越来越多的布局方式，如序贯式布局、点式品字形布局、集中式布局、网络式布局等。医院建筑必须符合现代化医院科学管理和医院发展的要求，必须符合医疗活动与后勤支持保障系统相结合的要求，必须满足医院建筑各个功能区划分区域的要求。医院建筑安全已成为现代化医院管理中一个十分重要的课题。

（一）医院建筑新建、改扩建安全

建筑物是我国医院建设的重要组成部分，随着医改的深入，我国各地新建、改扩建医院建筑在“十二五”期间取得了显著成绩。医院建筑物安全一直是建筑师关注的重点。医院建筑新建中，所有建筑师、规划师都会严格按照国家现行建筑规范和医院建设规范进行项目设计，严格执行《建筑设计防火规范》中医院建筑作为民用建筑中公共建筑一类用房进行划区防火，达到防火规范要求；严格执行《建筑工程抗震设防分类标准》。医疗建筑抗震设防类别应符合下列要求：三级医院中承担特别重要医疗任务的门诊、医技、住院用房，设防类别为“特殊设防类”，简称“甲类”；二、三级医院中的门诊、医技、住院用房、具有外科手术室和急诊科的乡镇卫生院的医疗用房，县级及以上急救中心的指挥、通信、运输系统的重要建筑，设防类别为“重点设防类”，简称“乙类”；工矿企业的医院建筑，可比照城市医疗建筑的示例确定其抗震设防类别。但是医院建筑改扩建中，因医院建筑物是既有建筑，而且大多数是20世纪八九十年代的建筑物，建筑物的建设规范和抗震规范都低于现行国家标准。因此，医院既有建筑在改扩建中，使用功能往往发生了根本变化，建筑师根据使用功能需求，通常会加强既有建筑的结构加固和抗震设计，以满足现行建筑规范和医院建设规范要求。但是医院管理者往往考虑既有建筑的使用要求，考虑投资改造费用，而忽视既有建筑物的结构加固和抗震加固要求，给医院建筑物安全带来隐患。因此，各级医院管理者必须高度重视医院建筑新建、改扩建中建筑物的安全问题。

（二）医院既有建筑安全

医院既有建筑是正在使用的建筑物，既有建筑物安全是医院医疗活动安全的基础保证，医院管理者应当做到对既有建筑安全性能建立档案资料。特别是医院既有建筑使用多年后，医院不断地改变使用功能，一定要有具备专业房屋鉴定资质的机构出具检测报告，保证医院既有建筑的使用安全。每年应当定期检查医院建筑物的安全。

表 7-3 医院建筑物检查明细表

序号	检查项目	检查标准	检查方法	检查评价
1	耐火 等级检查	医院建筑物是否符合耐火等级要求；建筑物的安全疏散门是否向外开启，设施是否完好	查看现场	
2	防雷电 检查	医院建筑物避雷设施是否符合防雷要求	查看现场及记录	
3	现场检查	医院建筑物是否符合通风和防火防爆要求	查看现场	
4	防护设施 检查	医院建筑物，如爬梯、围栏、平台、高层建筑楼顶平台女儿墙是否牢固可靠并符合安全要求；防护设施无明显缺陷、无腐蚀等	查看现场	

（三）医院建筑疏散通道安全

医院建筑在使用过程中，必须保持疏散通道、安全出口畅通，疏散通道、安全出口标识牌和指示牌醒目，应急避难场所标识醒目，疏散通道的安全警示灯处于正常状态。医院建筑布局多样化，有集中式、分散式、多层及高层建筑，特别是医疗建筑物（患者病房楼建筑物），一旦遇到火灾、地震等自然灾害，应当能发挥疏散通道的应急疏散作用。《建筑设计防火规范》中要求，建筑高度超过100m 的公共建筑应设置避难层（间）。医院高层建筑超过 100m 的应当设立避难场所，第一个避难层（间）的楼地面至灭火救援场地地面的高度不应大于 50m，两个避难层（间）之间的高度不宜大于 50m，以方便在发现火灾时的临时避难。高层病房楼应在二层及以上的病房楼和洁净手术部设置避难间，避难间应符合规范要求。

医院建筑物应当特别注意疏散通道、安全出口的安全检查，保持疏散通道、安全出口的畅通。每幢医院建筑物病人使用的疏散楼梯至少应有一座天然采光和自然通风的楼梯，病房楼的疏散楼梯间应为封闭式楼梯间；高层病房楼应有防烟楼梯间。医疗用房应设疏散指示图标，疏散通道、安全出口及楼梯间均应设应急照明。楼梯位置应符合防火疏散和功能分区的要求。

（四）医院建筑地面安全

医院建筑物建设中，地面工程应符合《建筑地面设计规范》《建筑地面工程防滑技术规程》的要求。门急诊大厅、诊室、检查室、卫生间、浴室、走道、楼梯间等场所选用大理石、玻化砖、抛光砖、水磨石等材质材料铺设，这些材料虽然美观、容易清洁，但是地面遇水后往往易引发病人滑倒和摔倒。因此，医院建筑物在使用过程中，必须放置防滑警示牌，提醒患者注意地面安全，做好防滑措施。医院应加强建筑日常维护保养工作，防止楼层漏水、渗水、空调冷凝水流到地面上，引起地面积水，造成患者行走时发生摔倒事件。在白天保洁中，保洁区域应当用安全警示带和安全警示牌拦起来，防止带水作业区引发患者摔倒事件的发生。

（五）医院建筑物雷电安全

雷电灾害是自然界最严重的灾害之一，由于其放电瞬间释放巨大能量，建筑物、电子设备一旦遭受雷击，会产生超出设备所需的高电压及强电流，造成设备、设施毁坏，继而引发火灾，带来极大危害。雷电现象具有强度高、瞬间持续时间短和频率低的特点，其破坏力极强，雷电破坏途径主要是直接雷击、感应雷击、电磁脉冲辐射、地电位反击。现代化医院建筑中设置了大量的医疗设备和医用仪器，如心血管造影、内窥镜、核磁共振、CT、麻醉机、心电图机、脑电图机、心电监护仪等医疗设备，雷电往往很容易造成医院建筑物和医疗电器设备故障与雷击事故。因此，医院建筑物外部应依据《建筑物防雷设计规范》做好防雷保护：一是医院建筑改扩建后的建筑物上加装避雷带；二是利用原建筑物引下线作为主要引下线，加装避雷带后，引下线不足处重新添加引下线，新建引下线与原引下线连接，所有的连接采用焊接方式，并进行防锈处理；三是将原各建筑物地网和独立的设备保护接地连接；四是建筑物楼六面应铺金属屏蔽网，遮罩网应与机房内环形接地母线均匀多点连接。医院建筑内部做好接地保护措施。接地是医院建筑中最重要的安全措施，许多医疗设备都要有接地保护措施，必须做好医院建筑物内医疗设备的接地保护，才能避免外界环境对医疗设备的干扰与医疗设备漏电等现象，保护患者及医务人员的生命安全，防范雷电灾害的发生。医疗设备的接地不可与防雷接地混用，两者应相距 3 ～ 5m，以免雷击时医疗设备上出现危险电压。

（六）医院建筑安全评价

我国建筑界长期以来缺乏对建筑物的科学评价，医院建筑也是如此，医院建筑档案中没有评价指标，缺乏科学数据。因此，医院管理者不能只重视医院建筑新建、改扩建和维修改造工程（包括建筑物使用若干年后的维修加固工程），而不重视对医院既有建筑开展可靠性评估工作。各级医院管理者应当高度重视建筑物安全日常管理评价工作和鉴定评估工作，建立建筑物数字监测预警机制，建立医院建筑物安全性评价与控制方法，掌握医院建筑物第一手资料，确保医院建筑物的安全。

四、医院建筑物及附属设施安全应急预案要点

医院应当建立医院安全管理机构，成立安全管理领导小组，配备专（兼）职安全管理人员，制定医院建筑物的管理制度和检查标准，每年不少于 2 次检查医院所有建筑物及其附属设施。医院所有使用或者新建医院建筑投入使用前，必须取得当地公安消防机构出具的《消防安全验收意见书》。如需要整改，应按照公安消防机构提出的整改意见，限期进行整改，严禁在不具备《消防安全验收意见书》的情况下使用建筑物。

（1）医院建筑物及附属设施面临自然灾害。各种自然灾害时常发生，如地震、雷电、洪水、台风、海啸、泥石流等，这些自然灾害往往会给医院建筑物带来破坏。2008 年 5 月 12 日，四川省汶川地区 8 级特大地震造成了 650 多万间房屋的倒塌，可见地震对建筑物的破坏程度之大。灾区各级医院在做好自救的情况下，还要积极参与灾区救援工作，这为医院应急预案提出了严峻考验。

（2）重视医院建筑物及附属设施正常使用状况及档案管理。各级医院应当重视医院建筑物及附属设施的日常使用及维护管理，做好每个建筑物的档案管理。各级医院应当在医院建筑物全寿命周期内，定期做好医院建筑物的质量检测工作（含主体结构、维护结构的完好），并且在医院预算中建立建筑物检测项目预算经费，确保经费支出。

（3）各级医院应当根据《中国地震动参数区划图》要求，了解医院所在省（市、地区）的抗震设防等级，建立完整的医院建筑抗震设防等级档案材料。依据所在地区的地震烈度，做好每幢医院建筑物的抗震加固工作。做到医院建筑“小震不坏、中震可修、大震不倒”的要求，降低自然灾害对医院建筑的破坏，以保护广大患者和医务人员的生命财产安全。

（4）各级医院应当根据每幢建筑物的使用功能，定期对每幢建筑物的混凝土结构是否出现开裂、蜂窝、裂缝、钢筋锈蚀、钢结构防锈、防火漆脱落、玻璃幕墙结构胶老化、构件脱落和锈蚀等影响安全性能的情况进行检查及维修。发生重大结构安全隐患时，应当及时委托专业房屋鉴定机构进行检测鉴定，并依据检测鉴定结果进行加固维修。

（5）各级医院应当依据自然灾害破坏能力，做好对医院建筑物及其设施的安全检查工作，特别是疏散通道、耐火构造、防烟、排烟、报警、灭火设备等的完好率。此外，现代化医院建筑中，医院的电力系统、动力系统、备用发电机组都设在地下室，在自然灾害发生时，最容易受到水灾和渗漏影响，应做好防范措施。

（6）各级医院应当重视应急避难场所建设，为广大患者和医务人员在发生自然灾害时，特别是发生地震时提供应急避险空间。根据国家《地震应急避难场所场址及配套设施》的规定，地震应急避难场所分为 3 类：Ⅰ类是具备综合设施配置，可安置受助人员 30 天以上；Ⅱ类是具备一般设施配置，可安置受助人员 10 ～ 30 天；Ⅲ类是具备基本设施配置，可安置受助人员 10 天以内。应当按照规范标准在医院设置地震应急避难场所，其安全性要求应选择在高层建筑物、高耸构筑物的垮塌范围距离之外；此外，应满足有 2 条与外界相通的不同方向的疏散道路，以及场址的面积要求、设施要求、应急标识、应急消防设施、应急通风等要求。医院避难场所属于公共避难场所，目前国家没有强制性标准要求，因此，各级医院应当结合各自实际情况，处理好日常使用和应急避难使用相结合的使用原则。

（7）自然灾害引发医院建筑物破坏的安全应急预案要点。

第一，各级医院应当组建安全管理领导小组，医院党政主要领导担任组长，建立功能完善的医院安全应急救援体系，并设置专（兼）职安全人员。

第二，各级医院应当依据自然灾害对医院建筑物的破坏程度，制订医院应急预案。根据国家自然灾害救助应急预案，自然灾害主要包括干旱、洪涝灾害，台风、冰雹、雪、沙尘暴等气象灾害，火山、地震灾害，山体崩塌、滑坡、泥石流等地质灾害，风暴潮、海啸等海洋灾害，森林草原火灾和重大生物灾害等。导致医院建筑物受损的自然灾害包括洪涝灾害，台风、冰雹、雪、沙尘暴等气象灾害，火山、地震灾害，山体崩塌、滑坡、泥石流等地质灾害，风暴潮、海啸等海洋灾害，森林草原火灾和重大生物灾害等。

第三，各级医院应当根据《医院地震紧急处置》编制医院地震紧急处置预案（兼突发事件应急预案）。预案内容包括医院基本情况、震时紧急处置责任制及震后疏散要点等。

①医院基本情况：包括门诊和住院规模、建（构）筑物类型、建（构）筑物类型的抗震能力（建筑设计验收的抗震标准或专业房屋鉴定机构做出的抗震等级评定），水电气结构类型、次生灾害源分布、医院救援能力的评估等。

②地震紧急处置责任制：包括院部、科室地震紧急处置责任人和管理人的职责及地震紧急处置指挥机构的组成及职责等。

③震时紧急处置要点：包括避险的方法与要求，重要岗位和次生灾害源紧急处置措施等。

④震后疏散要点：包括疏散计划、疏散场地、疏散路线、疏散顺序、疏散方式、疏导用语等。

⑤震后紧急救援要点：包括震后紧急救援工作内容和措施、紧急医疗救援方案等。

第四，各级医院应每年组织对地震应急预案进行 1 次评估，并根据需要及时修订，修订时间间隔不宜超过 5 年。

第五，各级医院应当对职工进行经常性地震紧急处置教育、培训，将培训与演练相结合。培训与演练的重点应包括：人员的躲避、撤离和疏散，危重病人的救助，放射性物品和生物制品等特殊物品的紧急处置及次生灾害的预防。

第六，各级医院启动本院应急预案，应充分体现以人为本原则，以救治人员为最高原则。

第七，医院职工一旦接到应急预案指令，应迅速到达指定位置，接受应急救援任务。

第八，医院物资供应部门必须做好应急物资供应保障工作，一旦接到应急指令，在最短时间内将抢救物资提供给应急救援人员。

第九，医院财务部门接到应急指令后，立即启动应急救援资金预算拨付工作，确保应急救援物资及时采购供应工作。

五、案例分享

案例 1

2008 年四川省汶川发生“5・12”特大地震后，波及成都市，造成了四川大学华西医院通信中断。在无法寻求外援的情况下，华西医院紧急启动应急预案，立即组织医院工程技术人员对全院主要医疗建筑物受地震损坏程度进行检查评估。

案例分析

工程技术人员根据主震时的现象判断，由于震中位于华西医院西北部的汶川县境内，距离华西医院直线距离 90 公里，华西医院在地震中的烈度为 6 ～ 7 度，而华西医院建筑物均按照 7 度进行抗震设防的，根据“小震不坏、中震可修、大震不倒”的抗震设防要求，华西医院医疗建筑物虽然遭到了一定程度的损坏，但医院领导为了确保全院 4300 张病床、近 1 万名门急诊患者及数千名医务人员的安全，首先，决定对全院医疗用房受损情况进行检查，消除安全隐患，如第四住院楼幕墙及雨棚玻璃有一定损坏，各建筑物外墙面砖有局部脱落，华西医院立即组织人员对少量脱而未落的外墙面砖、碎而未掉的玻璃进行了清理，以防余震时掉落伤人。其次，预测余震对医院建筑物的破坏程度。通信恢复后，立即邀请专业结构专家对全院医疗建筑进行一次震后安全性检查评估。以上措施为医院领导在地震 3 小时后决定将所有患者重新转入医院病房，恢复全院正常的医疗秩序起到了重要作用。

案例 2

“5・12”特大地震后，作为距离特重大灾区北川县最近的绵阳市中心医院在建工程的住院综合楼梁、柱、板出现裂纹，存在安全隐患。在建工程是绵阳市中心医院改扩建三期住院综合楼，建筑面积达 84835m^2，结构为框架剪力墙结构，地下一层，地上十六层，裙楼层高 5m，主楼层高 6m，建筑物总高度 78.5m，地震抗震设防烈度6度，属一类高层建筑。在“5·12”地震前，地上3层主体混凝土刚刚浇筑完毕。地震造成已搭设完毕的模板$6100m^2$发生整体位移，最大位移达3cm。5月5日至11日，3层现浇混凝土$1200m^3$，面积约$3000m^2$受损严重，钢筋混凝土梁、柱裂纹较多，严重影响整幢大楼的建筑结构安全。

案例分析

华西医院为了保证建筑物安全，在设计院支持下，决定将地震一周前现浇的$1200m^3$的混凝土全部拆除重建。考虑到医院的特殊性，根据《中国地震动参数区划图》的要求，绵阳市区抗震设防等级7度。根据新的抗震设防等级要求，医院加大资金投入，重新调整三期住院综合楼抗震结构整体设计，抗震设防烈度等级由6度提高到7度，主要抗震构造按8度设防。已建工程3层以下完成部分委托专业房屋鉴定机构对主体结构进行鉴定。设计院根据鉴定报告提出加固方案，方案经专业机构审查合格后按新的抗震结构设计对梁、柱、板进行加固，对3层以上部分重新进行结构设计，增加2根钢筋混凝土大圆柱，从地下室直至楼顶，取消原5楼结构转换屋，增加剪力墙，提高抗震设防的能力，保证主体结构的安全。

六、应急物资准备

（一）应急物资目录

各级医院应当做好应急物资供应目录管理工作。根据物资供应规律，对应急物资进行科学管理，做到分类科学、目录明确、渠道畅通，依据救援需要，提供应急物资供应。

1. 紧急处置设施设备管理

（1）医院建（构）筑物内应设置疏散通道，疏散通道的设置、日常管理、标识应符合《人员密集场所地震避险》的要求。

（2）医院建（构）筑物内宜减少悬挂物，必须悬挂的应有加固措施。

（3）医院应规划或设立地震应急医疗场所，因场地等因素无法规划设立的，医院应提请主管部门向当地人民政府申请在附近的应急避难场所内划定应急医疗专用区域。

（4）医院应储备适量必要的医疗救援用药品、器械和设备；配备应急通信、广播和照明设备等。

2. 应急生命抢救物资

（1）止血绷带、骨折固定托架（板），用于外伤抢救。

（2）担架（车）、保温毯、氧气机（瓶、袋）、便携呼吸机、输液设备、输氧设备、急救药品、急救车辆，用于伤员生命抢救。

3. 应急食品物资供应

（1）粮食、油、饮用水。

（2）快速饮用食品，饼干等。

4. 应急通用物资

（1）安全帽（头盔）、安全鞋、水靴、防护手套、安全绳、安全带、防毒防尘面具、雨衣、应急照明设备（探照灯、手电筒）等防护用品物资。

（2）安全隔离带、编织袋、防护网、保护气垫等。

5. 应急通信器材

（1）对讲机、应急救援固定电话、移动电话、广播设备等。

（2）传真机等。

6. 应急生活用品

（1）衣服、被子、应急救灾帐篷（普通、保温）等。

（2）临时住宿、办公家具、办公用品等。

7. 应急救援专业物资

（1）挖掘机、装载机、潜水泵、发电机等专业机械设备。

（2）生命探测仪、红外探测器、生物传感器等用于抢救及搜索人员的专用设备。

（3）各种救援车辆等。

（4）汽油、柴油等动力燃料等。

（5）其他专业救援物资，如各类材料、器材、专用机械设备等。

8. 达到国家自然灾害救助级别的应急物资

如果发生重大自然灾害，达到国家减灾委提出的响应等级，各级医院应当及时向当地政府请求调拨生活救助物资，用于紧急救助。如果需要其他专业应急物资，必须请求政府有关部门和社会专业救援机构及企业给予支持和支援。

（二）应急物资采购

应急物资是做好应急救援工作的基础，因此，各级医院应当在日常工作中做好应急物资采购的准备工作。医院物资采购管理部门应当依据建筑物安全的应急救援预案，做好应急物资保障工作：①依据应急物资目录台账，做好供应商资质审核工作，在医院物资供应商中，选择信誉好、质量优、价格合理、有一定规模的供应商作为医院应急物资供应商，签订应急供货协议；②确定各类应急物资供应联系人、联系电话，确保应急物资供应商24小时响应医院应急采购要求，各级医院应当与优秀供应商建立长期战略合作伙伴关系，确保医院应急救援物资的及时供应。

（三）应急物资的库存管理

各级医院应急物资库存管理应当满足应急救援最基本的物资品种供应需要。依据目录台账储备适量的应急物资。建筑物应急物资不是平时医院常用的通用物资，医院储备过多既占用库房面积，时间一长还会造成应急物资的浪费。建筑物及其附属设施具有很强的专业性，医院库存中应当保留最基本的救援物资和装备，其他物资应当依靠专业性救援机构和施工单位，与专业性救援机构和企业建立战略合作伙伴关系，一旦医院遇到应急救援时，第一时间依靠专业救援机构和企业的响应，提供相应的救援人力和物资帮助。

第二节　施工安全应急预案要点与案例分享

一、医院建筑改扩建施工安全应急预案要点

我国“十二五”期间是各地医院建设蓬勃发展的大好时机，而我国建筑业也正处在高速发展时期，无论建筑规模、建筑技术、建筑机械装备都得到了举世瞩目的发展。随着建筑行业的快速发展，建筑行业劳动保护、安全生产必将引起管理者的高度重视。建筑安全事故是建筑行业不可回避的问题，医院建筑无论新建、改扩建，还是维修改造，施工与医疗工作同步进行，医院无法保证患者及其家属与施工区域完全地绝对隔离，施工现场的噪声、粉尘、建筑材料堆物堆料都会给患者及其家属带来不便，医院建筑安全隐患依然存在，极易引发安全事故。医院建筑安全事故主要集中在高处坠落、触电、物体打击、坍塌、机械伤害、摔倒等方面。

（一）医院建筑新建、改扩建施工安全

医院建筑施工安全是医院建设工程中最大的风险管理点。如果医院是异地新建，建筑区域是独立区域，不会影响医院正常的运行安全，不存在影响医务人员、患者及其家属的安全因素，因此施工安全组织难度不大，重点是承接施工总承包单位能否严格按照国家施工安全标准和规范，重视施工安全，建立施工安全管理体系，加强施工现场的安全管理，加强施工人员的安全教育；发挥监理人员的专业监督作用；医院基建管理部门督促施工单位加强管理，加强督促检查；施工人员严格执行施工安全规范，重视施工人员的安全防护工作等，降低安全事故的发生率。如果医院新建、改扩建医院建筑在原院区内进行，建筑区域与医院正常医疗运行区域就会有交叉关联性，医院施工安全至关重要，稍有差错就会影响到医务人员、患者及其家属的人身安全。施工安全管理组织难度很大，做好施工安全防护措施，确保施工建设每一个阶段、每一道工序的安全风险识别点，做好每个阶段和每道工序可能发生的各种安全风险的防范，是施工单位安全风险管理点的重点。施工单位专职安全管理人员应当根据施工安全规范，定期组织施工人员（包括临时施工的其他专业分包队伍施工人员、工程设备人员、材料管理人员）进行安全意识和安全知识教育，做好督促与检查，培养各类施工人员建立安全施工意识，自觉遵守安全施工规范和条例，防止施工事故发生。在新建、改扩建医院建筑施工中的事故包括：机械伤害、物体打击、高空坠落、摔倒、绊倒、滑倒、淹弱、窒息、火灾、爆炸、电气伤害、化学伤害、车辆伤害、坍塌、电离辐射等。此外，与医疗区域交叉衔接区域的安全风险标识，施工单位应当加强安全警示标志识别，提醒医务人员、患者及其家属能够识别安全风险，提高自我防护意识，特别要注意摔倒、绊倒、滑倒、高处坠落物砸人、物体打击、触电、机械伤害、坍塌等事故的发生。

医院基建管理部门和保卫部门应当加强对进出施工现场人员的安全教育及管理，与施工单位签订安全生产协议书，督促施工单位加强对施工人员的管理，严格按照安全管理制度管理施工现场。如果施工中需要在室内外动火进行电、气焊，必须事前得到医院保卫部门的动火许可，并在施工现场配备灭火器，设置专人，否则不许动工。

（二）医院建筑维修改造施工安全

随着我国“十二五”期间国民经济的快速发展，我国各地新建、改扩建医院项目日益增多，各级医院医疗技术水平的新发展、新设备的引进、新项目的实施，

促使医院建筑维修改造项目增多。医院建筑维修改造项目涉及施工安全难度很大，许多维修改造项目是医院建筑物的一个区域，甚至是几间房屋，维修改造区域与医院现行医疗秩序发生重叠，安全施工难度系数更大。医院不但要做好安全防护措施，还要做好防护通道安全措施，不能影响医院正常运行，不能影响医务人员、患者及其家属的人身安全。此外，维修改造施工中最大的安全风险就是拆除原建筑物室内的设施和设备，涉及水、电、气等方面的安全，各地医院在维修改造拆除旧建筑物设备及设施中都发生过断电、停水、漏水、剪断通信电缆，破坏氧气、负压管道，导致氧气负压压力瞬间减压等状况，严重影响了医院正常的医疗活动，甚至还会威胁到患者的生命安全。医院建筑拆除是对医院基建管理人员和施工单位管理人员的严峻考验，要求医院基建管理人员和施工单位管理人员在施工前一定要针对改造维修项目的具体情况，考虑好各种风险防范方案。建筑施工本身是复杂性、多变性的高风险作业工程，而医院建筑维修改造项目施工是复杂程度更高、难度更大的高风险作业工程，要求医院基建管理部门和施工单位严格遵守国家建筑安全规范的法律法规，在思想上高度重视，控制各种隐患的发生，避免人为因素造成操作不当，引发各种事故。重点做好施工区域布局，做好施工现场的采光、通风、防火、防风、防雨、防雷、防汛、防尘、防噪声等措施，做好施工机械、起重机械、电气设备、运输车辆、客货电梯、压力容器、压力管道等建筑设备的防漏、防触电、防坠落等措施；做好汽油、酒精、油漆、氧气、乙炔、水泥、X射线、易燃易爆、腐蚀性、粉尘等物资的防护措施；做好楼层面和孔洞安全防护栏、安全标识、施工人员劳动防护等措施，进一步完善各类事故的应急预案工作。

医院建筑进行室内改造、装修工程期间，医院基建管理部门和保卫部门应当紧密配合，加大对施工队伍监督管理的力度，特别是安全施工管理：①将施工区域与医疗工作区域不能完全隔离的区域作为重点防范部位；②建筑材料与装修材料大多是易燃材料，应增加督查次数，加大督查力度；③动火必须严格执行动火许可制，做好安全防范措施；④施工前一定要审核施工方案，做好预案，避免施工过程中，特别是拆除旧建筑物设施和设备中，野蛮施工，人为因素导致停水、断电、断气、漏水，影响医院正常医疗工作，此类事故在各地医院维修改造过程中屡有发生，应引以为鉴；⑤避免人为安全事故的发生。

（三）医院建筑物玻璃安全

玻璃在医院建筑中的应用范围越来越广，有各种室内装饰玻璃，包括门窗，而且建筑物外墙采用玻璃幕墙的也越来越多。玻璃幕墙是现代建筑技术的一项重大突破，自20世纪80年代开始发展迅猛。玻璃幕墙以其高雅美观、经久耐用、装配高效等诸多优点，成为建筑外墙围护的一种重要形式。在我国现代建筑外墙装饰中，几乎由玻璃幕墙唱“主角”。我国是目前世界上最大的玻璃幕墙生产制造国和施工国。在“十二五”发展时期，我国各级医院在医院建设中广泛地采用玻璃幕墙作为外墙。但是玻璃幕墙的安全性问题越来越引起社会的普遍关注，特别是发达国家对使用建筑安全玻璃都有明确和严格的规定。如美国和欧洲一些国家，明确规定医院、学校、幼儿园、养老院等建筑不能使用玻璃幕墙。而我国在21世纪初期建设的医院，特别是医院高层建筑广泛地采用玻璃幕墙。2004年我国开始实施《建筑安全玻璃管理规定》，要求7层及7层以上建筑物外开窗必须采用安全玻璃。

上海市是我国改革开放的前沿城市，城市建筑采用玻璃幕墙较多，高层建筑玻璃幕墙坠落事件屡有发生。2005年，上海市开展了全市玻璃幕墙大普查工作。通过普查得出结论，即《上海市建筑玻璃幕墙管理办法》（2011年12月26日上海市人民政府第77号令，自2012年2月1日起施行）。办法第五条规定禁止采用玻璃幕墙的范围：住宅、医院门急诊楼和病房楼、中小学校教学楼、托儿所、幼儿园、养老院的新建、改建、扩建工程以及立面改造工程，不得在二层以上采用玻璃幕墙。该办法首次对建筑玻璃规划控制、结构安全性论证和光反射环境影响论证、施工图设计审查、从业资质、设计、建筑材料要求、施工、监理要求、维护使用手册、保修责任、日常维护（受委托管理的物业服务单位）、维修、防护措施等进行了专门规定。这是我国地方政府制定的第一个对建筑玻璃从规划、生产、安装、使用、维修、维修基金等方面进行规范的地方法规。目前，国内限制使用玻璃幕墙的城市有：哈尔滨、杭州、南京、上海、深圳。1996年我国颁布的《玻璃幕墙工程技术规范》中规定，建筑玻璃在正常使用时，每隔5年应对玻璃、密封条、密封胶等进行全面检查。2006年，住房和城乡建设部颁布的《既有建筑幕墙安全维护管理办法》中规定，既有建筑幕墙的安全维护，实行业主负责制，建筑幕墙工程交付使用后，原则上每10年就要进行1次安全性鉴定。但是这些规定并不是国家强制性规定，目前国家没有强制性标准。许多医院管理者认识意识不强，没有采取主动措施对玻璃幕墙进行安全检测。

二、施工技术安全管理应急预案要点

（1）基坑工程施工中，应当对潜在危险因素进行预防。基坑工程施工中主要是防止基坑整体或局部土体滑移、失稳，基坑土体超挖导致支护结构破坏，引发坍塌事故。

应急预案要点：①施工单位应认真执行支护方案设计、编制、审批制度，并严格按照方案实施；②施工单位应做好基坑变形监测工作；③施工单位应加强施工现场监督管理，发现异常情况立即采取相应措施。施工单位特别要做好深基坑支护的应急事件技术措施。深基坑支护危险源是支护和边坡坍塌、失稳、临边建筑倾覆或深降、变形过大开裂、基坑隆起、基坑渗漏、支护变形、地面开裂等。其产生原因有：一是地质复杂有软弱层、坑边堆载过大；二是地下水位升降变化过大；三是外来干扰（相邻工地打桩震动）；四是支护结构设计不合理等。根据工程实际情况采取预防措施，实施卸荷措施。在施工中，一定要做好作业人员、机具、器材等方面的应急准备，如发生坑壁失稳征兆或过量过大时，应立即实施补强加固措施。

（2）模板工程施工中，应当对潜在危险因素进行预防。模板工程施工中主要是防止支模架坍塌而发生的事故。

应急预案要点：①施工单位要对搭设模板的施工人员进行安全技术交底；②施工单位应严格执行专项施工方案及相关施工措施，特别要做好重荷载、高模板支撑系统应急事件的技术措施。重荷载、高模板的主要危险源是模板支架系统的各类构件出现破坏失稳。例如：立杆局部失稳、支承扣件滑移、水平杆件挠度过大、爆模、架体侧向水平变形过大等。施工项目部技术人员应当对出现的事故现象进行分析。架体水平侧向变形过大的原因包括：一是施工层结构本身具有一定坡度，产生较大水平荷载，尤其是曲线形预应力结构进行纵横预应力张拉产生水平荷载，支模架体系承受较大的水平荷载，如泵送砼管道的水平推力、风荷载；二是支模架体系的联墙件、联柱件布置得太少；三是支模架体系的纵向、横向、水平剪力撑设置不合理；四是支撑架体系立杆步距太大。可将泵送管道支架与支模架隔离，消除泵送砼管道产生的水平推力。

（3）脚手架工程施工中，应当对潜在危险因素进行预防。脚手架施工中主要是防止防护措施有缺陷或者无防护措施，以及脚手板未满铺，脚手架搭设不符合要求，导致高空坠落、物体打击、坍塌事故的发生。

应急预案要点：①施工方案的编制审批应符合要求，严格按照方案执行满铺脚手架板并牢固可靠；②配备合格、适用的个人防护用品；③特种作业人员持证上岗。

（4）施工用电中，应当对潜在危险因素进行预防。施工用电中主要是防止未安装漏电保护器，配电箱内接线不规范，电源线路未加防护措施，导致触电事故的发生。

应急预案要点：①施工用电一定要做到三级配电两级保护，三相五线制，做到一机一闸一漏一箱；②应由专职电工进行安装、检查、维护；③特种作业人员必须持证上岗，配备合适、适用的个人防护用品。

（5）使用塔式起重机时，应当对使用中的潜在危险因素进行预防。塔式起重机使用时主要是防止起重机整体倒塌、起重机坠落伤人事件、卸料作业人员高空坠落伤害，导致物体打击、机械伤害、倒塌事故的发生。

应急预案要点：①办理安装拆除手续并由有相关资质的单位进行安装拆除；②安装好后须经有关部门检测合格后方可使用；③特种操作人员必须持证上岗；④对安装拆除人员进行安全技术交底；⑤加强日常安全监督检查，严格执行专项施工方案及相关施工规范。

（6）使用施工升降机时，应当对潜在危险因素进行预防。施工升降机使用时主要是防止升降机防护装置失灵，施工升降机固定措施失灵、失效，导致机械伤害、倒塌事故的发生。

应急预案要点：①升降机方案编制审批应当符合要求；②特种作业人员必须持证上岗。

（7）洞口、临边作业安全保护中，应当对潜在危险因素进行预防。主要是“四口、五临边”的安全防护有缺陷，可能导致高空坠落、物体打击事故的发生。

应急预案要点：①做好“四口、五临边”的防护措施；②配备合格适用的“三宝”等防护用品；③制定专人“四口、五临边”防护检查及维护。

（8）做好防火安全工作。在施工作业中，火灾是一个最危重的潜在危险因素。施工作业中必须防止电气焊作业中引起火源，木工加工、易燃场所、生活区使用大功率电器、线路、电器失火等，导致火灾事故的发生。

应急预案要点：①建立完善的动火许可制度；②动火现场配备灭火器材，专人监督；③宿舍严禁使用大功率电器，严禁私拉乱接电线。

（9）做好型钢、钢丝绳、钢管悬、挑外架应急事件技术措施。型钢、钢丝绳、钢管悬、挑外架危险源是钢管、钢丝绳、钢管立杆、水平杆、吊环、卡环、联墙件等构件的破坏失稳。例如：局部钢丝绳松弛，架体变形过大，局部水平钢管挠度过大。其原因是多方面的，包括施工作业面局部超负荷、联墙件布置太稀、钢丝绳、吊环钢筋材料不合格、外架封闭太严密等。采取措施是卸荷、加固、增设联墙件和剪刀撑等相应的应急技术措施。

（10）其他施工技术的应急事件技术措施。施工项目部应对其他施工技术准备应急事件技术方案，针对每一项技术方案，严格按照每一项技术安全规范，做好施工技术预警安全工作，防范施工安全事故的发生。

（11）遇有汛期或暴雨时，还应当安排专人值班，备好防洪抽水等器材、设备，人员做好待命，以应对突发事件。

三、施工安全管理应急预案要点

建筑施工事故是事故高发行业。施工项目安全生产具有不同于其他行业的特点：一是施工场所固化，使安全生产环境受到局限；二是建筑产品体积庞大；三是施工周期长，露天作业使施工作业人员作业条件十分恶劣；四是生产工艺复杂多变，要求有配套和完善的安全技术措施给予保证；五是施工生产的流动性要求安全管理必须及时到位等。正是这些安全生产特点造成施工项目安全隐患多存在于高空作业、交叉作业、垂直运输及使用电气工具上，发生施工现场的高处坠落、物体打击、触电、机械和起重伤害、坍塌等方面的伤亡事故占安全事故的 75%。因此，施工现场的人、物、环境和管理成为建筑施工安全管理的关键点。各级医院新建、改扩建、维修改造工程中，应当高度重视施工安全生产管理，应当遵守《国家突发公共事件总体应急预案》《突发事件应急演练指南》等法律法规及政策规范的要求，督促施工项目部依据规定，编制施工安全应急预案，加强施工现场的安全管理，预防施工现场突发安全事故的发生。

（1）各级医院应当建立健全医院施工安全领导小组，统一领导、组织、指挥、协调医院施工安全管理工作。

（2）负责组织编制和实施施工安全应急预案。

（3）负责组织建立医院应急救援队伍。

（4）负责应急救援人员的宣传教育、培训和演练工作。

（5）负责应急物资的准备工作。

（6）负责督促施工单位建立项目部安全施工管理小组，负责项目安全生产管理工作。

（7）负责所有施工方案施工前的审核、审批与论证工作：

①施工单位项目技术人员按有关规定及施工图纸编制危险性较大的专项施工方案；

②施工单位工程技术职能部门审核专项方案；

③施工单位技术负责人审批专项方案；

④专项方案送监理单位审核；

⑤经监理单位审核的专项方案报送建设主管部门，组织专家对专项方案进行论证。

（8）负责督促施工单位项目部建立危险性大的工程施工应急预案：

①督促施工企业项目部事先编制好危险性大的工程施工应急预案；

②应急预案包括建立应急指挥机构、指定主要负责人、专业分组负责人、人员数量、制定规章制度和责任，明确应急状态，明确应急报告程序，制订应急措施预案，启动应急预案；

③施工项目部应备有应对突发事件的专项资金；

④施工项目部在施工现场总体布局时应预先考虑设置抢险救灾通道；

⑤施工项目部必须准备必要的抢险应急设备、材料；

⑥超出施救能力的，应向专业救援机构发出帮助和救援信息。

（9）负责施工动火许可审批和安全防范工作。

（10）负责施工现场的安全保卫工作。

（11）负责施工现场一旦发生事故的抢救方案启动工作和向上级主管部门报告。

（12）各级医院应当制定现场抢救运送伤员的应急措施：

①医院具备完整的救援管理组织机构和救护队；

②配备救护车辆，且车上具有完善的抢救设备和药品，随时处于应急状态；

③救护人员经过专业培训，具有丰富救护知识和经验，定期开展培训和针对性应急救护演练；

④救护人员保持通信畅通，一旦接到救护指令应在最短时间内赶到集合地点，待命出发；

⑤救护人员到达抢救现场，服从现场指挥和调度，尽快对伤员进行检查、止血包扎、吸氧、防止休克等紧急处理措施，危重伤员及时转运至医院急诊室进行

抢救；对停止呼吸的伤员应当及时进行人工复苏术后立即转运至医院抢救室进行抢救；

⑥救护队即时将救护情况向救援指挥机构进行报告，并向当地卫生计生行政部门报告。

四、案例分享

2005 年，某医院新建工程中，地基工程采用人工挖孔技术。人工挖孔桩施工是危险性较大的分部分项工程，施工包括施工质量和施工安全。施工安全风险为一般危险源的主要有：高处坠落、窒息、触电、有毒有害气体中毒、物体打击、起重伤害、坍塌、机械伤害、透水、爆破伤害等，要求施工单位加强施工安全防范教育及日常监督检查工作。某天施工结束后，工人在升井过程中，在快要到达井口时，不慎坠落井底，导致伤亡事故。

案件分析

施工队管理人员、专职安全管理人员教育管理不力，施工人员对国家人工挖孔桩施工安全标准认识不充分，忽视安全标准及安全规范操作，升井时没有采用乘人吊笼，井上人员安全操作有误，导致事故发生。

五、应急物资准备

（一）应急物资目录

各级医院应当做好应急物资供应管理工作，根据应急物资特点，科学地组织好应急物资供应采购工作，做到应急物资分类科学、目录明确、渠道畅通，依据救援需要，确保应急救援物资及时到位。

各级医院必须要求施工单位项目部根据施工现场安全生产风险事先编制危险性大的工程施工应急预案，依据国家安全施工规范和要求，事先储备必备的救援工具、物资，明确救援物资的供应途径，具有应急物资分类目录、应急物资供应商、应急物资供货协议、应急物资供应联系人和联系方式等。一旦发生应急情况，立即启动应急物资的供应工作。

装备物资：安全帽、防护靴、防护手套、安全带、安全绳、救生衣、防毒防尘面具、雨衣、雨鞋、应急照明设备、手电筒、生命探测仪等。

机械设备：挖掘机、装载机、潜水泵、发电机、通风机等。

通信器材：对讲机、应急救援固定电话（含传真机）、移动电话等。

交通工具：救护车、各类救援车辆等。

生活保障：餐饮、饮用水、食品、生活用品等。

医疗救援：救护人员、救护设备、药品等。

其他物资：安全隔离带、担架、编织袋、救生网、工字钢、喊话喇叭、救生网、铁丝、钉子、铁锹、排水管件等。

（二）应急物资采购

施工应急物资采购及储备不是医院强项，各级医院不可能准备品种齐全的应急施工物资。各级医院只需要提供基础的应急物资，专业化应急物资还是需要专业化施工单位提供和支援，如遇到特重大事故发生时，应立即向当地政府安全生产部门报告，寻求政府支援与帮助。但是医院应当在水、电供应上给施工单位提供必要帮助，在救治伤员方面给予全力配合。

（三）应急物资库存管理

各级医院应急物资库存管理只能满足应急救援最基本的物资供应，不具备专业化救援工具和物资。医院必须做好水、电力供应。各级医院应当事先与专业化救援机构和企业建立战略合作伙伴关系，事先签订合作协议，一旦医院遇到重大应急事件，能及时依靠专业化救援机构和企业响应，提供及时救援。

（四）施工安全专业化应急物资

人工挖孔桩应急物资采购和库存管理应当根据人工挖孔桩风险危险源准备相应的应急物资：如挖孔机具、模板、通风机、水泵、照明及动力设备，以及土建机械设备、有毒有害气体检测仪、测量混凝土强度回弹仪以及可以与人挖孔孔径相匹配的作为应急用的钢护筒、简易卫生急救箱等安全防护设施，以便发生事故时可以及时救援。

施工单位应建立各种施工应急物资预案，以便在发生事故时可以及时有效地调度应急物资的供应，不影响事故的救援工作。

参考文献

[1]张根风，于立宝.房屋建筑学(第2版)[M].武汉：华中科技大学出版社，2012.

[2] 袁雪峰 . 房屋建筑学（第二版）[M]. 北京：科学出版社，2016.

[3] 杭元凤，于泓 . 医用建筑规划 [M]. 南京：东南大学出版社，2010：10-14.

[4] 魏利金 . 建筑结构设计规范疑难热点问题及对策（第一版）[M]. 北京：中国电力出版社，2015.

[5] 庞玉成 . 复杂建设项目的业主方集成管理 [M]. 科学出版社，2016：248-251.

[6] 王家强 . 医院建筑安康设计不容忽视[J]. 中国医院建筑与装备，2003(8)：6-7.

[7] 韩建荣 . 正确认识雷击，做好防范 [J]. 医学信息，2011，24（6）：3908-3909.

[8] 周红波，姜琦 . 大型公共建筑安全运营风险管理与应急处置 [J]. 上海城市管理，2015（5）：31-34.

[9] 赵挺生，关胜兰 . 在用建筑物安全管理与控制技术[J]. 中国安全科学学报，1998，8（4）：67-70.

[10] 中国地震局震灾应急救援司 . 地震应急 [M]. 北京：地震出版社，2012.

[11] 谭西平，刘旭，杜鹏飞，等 . 如何提升区域性医院的灾难应急能力 [J]. 中国医院建筑与装备，2012（10）：91-92.

[12] 刘明 . 医院在建工程抗震加固设计及施工质量管理探讨 [J]. 中国医院建筑与装备，2008（10）：14-17.

[13] 孙丽娟，徐英 . 建筑工程质量与安全管理 [M]. 北京：人民邮电出版社，2015.

[14]《安全员通用与基础知识》编委会 . 安全员通用与基础知识 [M]. 北京：中国建材工业出版社，2016.

[15] 赵永生，王超，李玉墨 . 风险管理在医疗建筑施工安全管理中的应用[J]. 中国医院建筑与装备，2015（7）：76-78.

[16] 赵怀军，李奉林，王京涛，等 . 试论建筑行业安全生产管理 [J]. 建筑管理现代化，1998（4）：34-36.

[17] 李德民，蒯晶泉，张丹农 . 安全管理工作浅议 [J]. 建筑管理现代化，2005（3）：57-82.

第八章　治安消防安全应急管理

陈昌贵

医院属于人员密集的公共场所，容易发生各种应急突发事件。公共场所的火灾隐患比较常见，一旦发生伤医（暴力）、火灾等事件，后果不堪设想，救援（扑救）、疏散相当困难。为了预防和减少各类事故发生，确保患者（家属）生命财产安全，院内安全管理工作非常重要。根据《中华人民共和国消防法》《中华人民共和国消防法实施条例》《机关、团体、企业、事业单位消防安全管理规定》的要求，认真贯彻执行“预防为主、防消结合”的方针，按照政府统一领导、单位全面负责、公民积极参与的原则推进四个能力建设。单位应当落实逐级消防安全责任制和岗位消防安全责任制，明确逐级和岗位消防安全职责，确定各级、各岗位的消防安全责任人。消防安全工作是医院安全管理工作的一个重要组成部分，消防管理工作关系到院内医护人员和广大患者（家属）的生命财产安全，必须做好消防安全管理工作。通过“人防、物防、技防”，风险评估、隐患排查等措施，不断完善消防工作，不断提高消防安全管理水平。

本章对如何做好医院治安消防应急管理工作，进行了一些思考，针对治安消防安全应急管理的预案要点、案例分享、物资准备三个方面进行详细阐述。

第一节　火灾应急预案要点与案例分享

一、火灾应急预案要点

（一）主要人员组织架构和权责

应急领导小组在消防应急事件发生时负责指挥消防灭火，具体成员包括：

组长：院长、书记。

常务副组长：分管院长。

副组长：副院长、副书记、院长助理。

组员：党政办主任、医教科科长、护理部主任、总务科科长、设备科科长、院感科科长、信息中心科长、门办主任。

在发生突发应急事件时，各小组成员分工不同，职责不同。按照应急预案制订的流程执行，保证消防应急处理领导小组保持镇静，及时、正确、有序地采取措施，院内的各个部门发挥相应的作用，承担各自的职责，使损失减少到最小程度。

医教科：负责召集医疗应急人员，评估疏散病人，指导危重病人的转运。

护理部：负责成立现场支援小组，根据火灾现场情况，调遣支援人员支援。

党政办：负责协调院内各部门工作，协助消防应急领导小组灭火指挥。

总务科：负责调集工作人员、护工至现场支援，等待指令，负责切断火灾区域的供电系统、新风系统、气体管路系统。负责现场灭火指导，调动保安人员，维护现场秩序，保持院内道路畅通，确保消防登高位，与消防公安做好应急衔接工作，并配合消防人员救灾。

（二）应急处理程序要点

1. 现场工作人员发现本区域发生火情

如现场工作人员发现本区域发生火情，本区域现场指挥启动科室消防应急预案，统筹指挥各编组动作，掌握现场状况，随时准备疏散。

（1）救援组：组织病人及其他来访者及时离开火灾现场；对于不能行走的病人，采用抬、背、抱等方式进行转移。

（2）灭火组（第一灭火力量）：利用就近灭火器灭火。

（3）防护组：在确认各用氧病人都已换成氧气瓶或氧气袋的情况下，由现场指挥决定关闭氧气阀门。

（4）疏散组：确定疏散逃生线路，携带个人防护设备、疏散工具（疏散指挥棒、手电筒等）随时准备疏散。

如果科室自行灭火成功则保护好火灾现场，电话通知消控中心，院内报警电话，等待相关领导及消控工作人员调查。如果科室自行灭火失败则立即电话通知消控中心，报警时说明起火地点、起火物质、火势情况、有无人员被困等或按手动报警按钮。

2. 病区工作人员应对火灾程序

如医院病区发生火灾，病区护士长或指定其他工作人员（现场指挥）下达疏散命令，指挥现场疏散。

（1）与接应指挥、支援指挥、医疗指挥、总指挥保持密切联系，随时反馈现场情况。

（2）疏散组人员将病人向第一集结点疏散，接收人员对疏散病人评估，由接应指挥安排垂直疏散，直到疏散至医疗救护组集结点，交医疗指挥接收。

（3）防护组：每个病房疏散清空后确认，关闭房门，贴上封条，关闭防火门、防火卷帘。

（4）与第二灭火力量（消控中心工作人员、义务消防队）交接。

3. 消控中心应对火灾程序

消控值班人员接到火灾报警后，消控工作人员（除消控值班人员外）立即赶往现场救援。启动消防联动设备（防排烟、消防泵等），并启动全院紧急呼叫广播（地点 +111），时刻保持联系，听从指挥命令。立即通知医院总机，并通过对讲机通知保安赶往现场救援。总机通知各位院领导、党政办、总务科、医教科、护理部、设备科、院感科，医院总机时刻保持电话畅通。若第二灭火力量灭火失败，请示总指挥拨打 119 报警，同时协助现场疏散。与市消防支队现场交接（起火位置、起火物质、消火栓位置、疏散情况、逃生线路、有无人员被困等）。

4. 火灾大楼其他各病区应对火灾程序

发生火灾的上二层，下一层不动。其余楼层各派 1 名工作人员到该幢大楼支援指挥集结点报到，保持通信畅通，听从支援指挥命令，支援疏散。

除火灾发生楼层及上二下一楼层外，其余病区均须做好疏散准备工作，部分楼层病区做好疏散病人接应工作（各病区的护士长或指定人员为该病区的现场指挥）。

5. 安保人员应对火灾程序

通过对讲机接到火灾通知，巡查保安赶至现场协助扑救火灾。安保组组长指挥保安安全警戒：为保证扑救火灾与疏散工作有序进行，对火灾现场内外采取安全警卫措施，设立警戒线，安排保安人员。保证消防车辆畅通，禁止一切车辆进入医院院内。对医院通道上的车辆，立即联系停车人及时开出医院，组织人员立即在医院大门外设岗并引导消防车辆进入；对高层建筑登高场地的临时停车立即清理，腾出位置便于消防车辆停放。

二、案例分享——灭火救援应急疏散演练

时间：下午 16:30

地点：医技楼 6 楼手术室

模拟场景：医技楼 6 楼手术室（601 室）机器短路发生火灾

下午 16:30，医技楼 6 楼手术室（601 室）机器短路后起火。房间内科室成员张三发现火情，立刻报告科主任，并在手术室门口呼叫“着火了”来通知同区域的其他科室成员。科主任携带指挥棒、口哨及扩音器通知科室人员现场情况，指挥科室人员（成员 1）扑救火灾，指挥科室人员（成员 2）电话报告总务科消控中心，报告现场情况、起火物、起火地点、有无被困人员，按下消防手动报警器。现场指挥员查看着火情况，发现火势较大，指挥科室人员（成员 3）引导科室其他成员疏散，离开火场。指挥科室人员（成员 4）协助科室人员（成员 3）疏散本区域科室人员至安全区域，并和闻讯赶来的安保人员沟通做好现场秩序维护和清理疏散通道。指挥科室人员（成员 4）关掉科室内房间窗户、设备的电源，并疏散现场无关人员。消控中心收到报警信号后，广播播报 6 楼手术室（601 室）+111。专（兼）职消防队员到达现场，现场（指挥）交接现场情况，并协助专（兼）职消防队员扑救火灾。经过灭火救援组专（兼）职消防队员的努力，火势最终被扑灭。现场（指挥）协同灭火救援组专（兼）职消防队员再次清查现场房间、设备和确认现场火情，防止发生二次火灾。现场（指挥）通知所有人员再次确认火灾是否已被扑灭，并通知相关人员恢复正常工作。

演练结束，专（兼）职消防队员和现场（指挥）组织所有参与演练人员进行总结并改进不足之处，演练总结资料按照消防演练方案模板进行汇总存档。

三、应急物资准备

医院火灾应急物资准备，见表 8-1。

表 8-1 医院消防应急灭火救援装备清单

序号	名称	备注
1	消防战斗服	基本配备
2	消防头盔	基本配备
3	消防头盔电筒	基本配备
4	消防腰带	基本配备
5	消防战斗靴	基本配备
6	正压式空气呼吸器	基本配备
7	消防灭火毯	基本配备
8	自救呼吸器	基本配备
9	消防应急处理箱	基本配备
10	消防安全绳	基本配备
11	消防软梯	基本配备
12	救援担架	基本配备
13	应急照明灯	基本配备
14	消防斧	基本配备
15	消防小腰斧	基本配备
16	消防扳手	基本配备
17	消防铁铤	基本配备
18	绝缘断电剪	基本配备
19	消防水枪	基本配备
20	消防水带	基本配备
21	消防电话	基本配备
22	对讲机	基本配备
23	干粉灭火器	基本配备
24	水基型（泡沫）灭火器	基本配备
25	二氧化碳灭火器	基本配备

第二节　反恐暴力事件应急预案要点与案例分享

一、反恐暴力事件应急预案要点

（一）主要人员组织架构和权责

总务科：负责暴力事件现场处理工作，事件后调查工作。

各职能部门：负责事件后分析、总结及财物报损工作。

事发科室：负责事发现场沟通工作，保护当事人人身安全及事发现场，按照医院规定报告、报警。

（二）暴力事件报警程序

医院如发生暴力事件，医护人员第一时间按下“一键紧急报警按钮”并拨打院内应急报警电话。消控中心收到警报信号后通知区域安保人员查看现场。区域安保人员赶到现场确认情况，并做好警戒及人员疏散，同时通知安保队长和消控中心报告现场状况。区域安保人员对楼层区域进行不间断的巡查，一旦发现突发事件、可疑人员，立即通知安保队长和消控中心。

（三）应急处理程序要点

（1）事件原因分析：由事发科室迅速确认暴力事件原因，若非本院作业疏忽所造成之暴力事件，则通知并协同总务科先行引导暴力群众或家属至接待室或空旷安全区域，进行争议处理及疑义说明后仍无法缓和时，依情节通报警方协助。因医疗过程或行政作业中发生的暴力事件，如患者酒醉意识不清、患者特殊人格、病人骤逝家属无法接受等情况，由事发科室进行情绪安抚，若无法处理，立即通知总务科。

（2）事件现场处理：总务科相关人员及安保人员接到通报后，立即前往事发地点，维持现场秩序，保护员工、群众安全，同时报告总务科负责人，总务科负责人报告分管院长，并判断是否需要上报公安机关。

（3）总务科应随时掌握现场状况，并于公安部门抵达时进行现场交接，配合警方调查。

（4）事发科室负责人视情况决定是否疏散现场人员、患者，请总务科进行暴力事件区域人员疏散、出入管制、巡逻监控、院区警戒。

（5）事件后处理：由暴力事件受害人所属单位清查设施、仪器、设备损害情况，上报相关部门。总务科应协同事发科室负责人对工作场所暴力受伤的员工进行咨询和随访。

（6）风险减低措施：监控监管、门禁管制、安保巡查、紧急报警按钮、配备应急设备、安全知识培训。

二、案例分享——医护人员被袭应急演练

时间：下午 15:00

地点：急诊 1 楼护士站

模拟场景：患者家属排队秩序混乱，护士进行提醒引起病人家属不满

急诊就诊区域，患者在等待就诊的过程中与医护人员发生争执，劝阻无效后，值班护士马上通知护士长，说明情况并按下一键紧急报警按钮。下午 15:00，消控中心的“一键紧急报警系统”收到报警信号，消控中心值班人员查看后得知具体报警地点是“急诊护士站”。消控中心值班人员随即通过监控系统调出急诊护士站区域的监控画面，经查看现场的具体情况，确定是因医护人员和患者家属发生言语上的争执，导致值班护士紧急报警，同时，病人家属情绪激动，随时有发生肢体冲突的可能。消控中心马上广播播报“急诊护士站 +222”，同时通过监控系统实时查看现场动态。消控中心值班人员通过对讲机通知安保队长及急诊区域安保人员到现场处理，电话通知上级领导，说明现场情况。安保人员听到广播播报后及时赶到现场，维持现场秩序，并劝阻患者家属、医护人员。上级领导赶到现场后，了解到事情是由于患者家属在排队过程中不听医护人员引导、劝阻，导致此突发事件发生，经过协调、沟通后，当事人向医护人员道歉，双方达成和解，不需要报警。演练结束后，所有参与演练人员进行总结并改进不足之处，演练总结资料进行存档。

三、应急物资准备

医院反恐暴力事件应急物资准备，见表 8-2。

表 8-2　医院反恐暴力事件应急装备清单

序号	名称	备注
1	钢叉	基本配备
2	钢头盔	基本配备
3	警棍	基本配备

续表

序号	名称	备注
4	防割手套	基本配备
5	盾牌	基本配备
6	防刺背心	基本配备
7	防爆毯	基本配备
8	金属检测仪	基本配备
9	防护面罩	基本配备
10	警戒带	基本配备
11	隔离（防撞）墩	基本配备
12	辣椒喷雾器	基本配备
13	对讲机	基本配备
14	荧光棒	基本配备
15	应急灯	基本配备
16	自救呼吸器	基本配备
17	救生绳	基本配备
18	橡胶长棍	基本配备
19	视频终端	基本配备
20	肩灯	基本配备
21	警用喇叭	基本配备
22	警戒带	基本配备
23	担架	基本配备

第三节　医疗安全事件应急预案要点与案例分享

一、医疗安全事件应急预案要点

（一）主要人员组织架构和权责

院内急救医疗团队（Emergent Medical Technician，EMT）负责医院医疗急救事宜，具体成员如下：

组长：分管医疗副院长或医务处处长。

执行秘书：由医务或护理职能部门指派。

成员：由获得高级心脏复苏（ACLS）资质的门诊、病区医护人员组成，按院内急救责任区域进行分组（监护单元及手术室除外）。

运作方式：实行岗位负责制，EMT 成员按区域响应。

（二）应急处理程序要点

1. 启动时机

医院场所内人员出现无反应、无呼吸、无脉搏的危急生命情况。

2. 通信系统

（1）公布医院总机应急专线，确保应急专线通畅，响铃 3 次内必须接起电话，如遇急救，即刻发出呼叫。

（2）急救代码：地点 +999，通过应急广播呼救讯息“地点 +999”，如“小儿 999”。

（3）现场人员立即进行基础生命支持，EMT 成员携带轻便急救箱 5 分钟内提供高级生命支持。

3. 支援人员

（1）若在病区发生需紧急抢救的情况，同一楼层及上下各一层病区的医务人员（当天值班医生和支援护士）必须在 5 分钟内到达事发病区参与抢救，并向所在病区报到。

（2）若在门诊发生需紧急抢救的情况，正常工作日门诊支援人员为各楼层应急支援小组成员；周末及节假日为相邻楼层应急支援小组成员以及急诊工作人员。

4. 急救设施

绘制院内急救设施（抢救车、除颤仪）分布图，明确急救设施存放位置、数量、覆盖区域及责任人等，并在院内主要通道设置醒目的导引标识，确保紧急情况下及时获取。

5. 急救事件记录

（1）启动 999 紧急呼叫时，《心肺复苏记录单》和《急救事件资料收集表》由 EMT 护士负责完成。

（2）《心肺复苏记录单》一式二份，一份留存病历，另一份和《急救事件资料收集表》一起由医师签名后送医务科存档。

二、案例分享——“地下车库 999”应急演练

时间：下午 16:16

地点：–2F 地下车库

模拟场景：

16:16:00　–2F 地下车库物业人员发现有人倒地、心跳呼吸骤停。

16:16:10　–2F 物业人员（A）评估环境安全并开展基础生命支持抢救（BLS）。

16:16:15　–2F 物业人员（B）拨打应急专线电话：“–2F 停车库 +999”，消控中心人员复述确认呼叫内容。

16:17:00　消控中心广播播报“–2F 停车库 +999”。

16:19:30　除颤仪到场。

16:20:00　抢救车到场，麻醉科 EMT 成员（X）携带轻便急救箱到场，开展 ACLS。

16:20:36　保安人员到场，维持现场秩序。

16:20:40　责任区域 EMT 成员（Y）到场参与 ACLS，EMT 护理成员（N）到场配合救治并做好记录。

16:26:00　演练结束。现场指挥（指挥员）组织参与演练的人员进行总结并落实改进。演练记录等资料汇总归档。

三、应急物资准备

医疗安全事件应急物资准备，见表 8–3。

表 8-3 医疗安全事件（999）装备清单

序号	名称	备注
1	抢救车	基本配备
2	除颤仪	基本配备
3	轻便急救箱等	基本配备
4	担架	基本配备
5	轮椅	基本配备
6	转运床	基本配备

第九章　公用设施安全应急管理

朱春堂　宋天骏　朱　勇

公用设施保障医院的能源、运输和物资供应，具有重要的基础支撑作用。维护公用设施的正常运行，保障整个能源与物资供应的顺利运行，关系到医院整体的医疗救治和患者康复的核心工作。

公用设施主要包括两大方面：一是公用基础设施，如供水、供电、供暖和网络供应；二是非基础设施，如公用电梯、库房等。针对不同的设施，采取相应的应急预案，如停电、停水、停气应急预案等。

本章将从应急预案编制的目的和理论依据、主要人员组织架构和权责以及应急程序的要点三个方面详细介绍，并在文末选用相应案例，使文章更具参考意义。

第一节　大面积停电应急预案要点与案例分享

一、大面积停电应急预案要点

（一）编制目的和依据

突发性大面积停电事故是指因严重自然灾害、重要设施损坏或遭受破坏等原因造成突发性的全院大面积电力系统安全防线失效，电网发生大面积瓦解或崩溃的事故。为应对医院突发性大面积停电事故，迅速有序地组织和恢复供电，确保病人生命安全，减少财产损失，保证医院用电畅通，促进事故应急工作的制度化和规范化，依据国家相关法律法规，结合医院实际情况，制订本预案。应急预案总体贯彻“预防为主，常备不懈”的方针，遵循“统一领导、完善机制、明确责任、加强合作、快速反应、措施果断”的原则。

（二）主要人员组织架构和权责

应急预案执行由应急领导小组下设的应急抢修小组统一协调办理。

1. 应急领导小组

应急领导小组成员包括：分管后勤院长、总务科科长、后勤公司项目经理、电工班班长（具体人员不限于此）。应急领导小组负责预案的启动与终止，组长是预案的第一负责人。此外，应急领导小组还需确定事件是否向社会公开或请求外部支援等。

应急领导小组主要职责有：

（1）做好日常安全供电工作，落实国家和医院安全生产责任制，防范大面积停电事故的发生；

（2）发生大面积停电事故时，及时做好停电事故应急工作，尽快恢复供电；

（3）根据大面积停电事故的严重程度，决定启动和终止应急预案；

（4）及时向上级报告事故情况；

（5）必要时请求外力支援；

（6）应急领导小组组长是执行预案的第一责任人，医院各部门（科室）应在领导小组的统一指挥下，各司其职、各负其责、通力合作，做好大面积停电事故的现场应急工作。

2. 应急抢修小组

应急抢修小组成员包括：总务科科长、后勤公司项目经理、电工班班长（具体人员不限于此）。

应急抢修小组主要职责有：发生事故时，按照应急领导小组指令组织人员实施救援行动；向应急领导小组汇报事故情况，必要时向当地电力公司发出救援请求，配合相关部门做好事故调查，并记录整个过程。

（三）应急处理程序要点

1. 停电事故分级

医院停电事故分级标准如下：一级停电事故，涉及全院范围；二级停电事故，院内大面积停电；三级停电事故，院内小范围停电。

2. 停电后应急响应流程

一级停电事故，立即通知停电事故应急领导小组所有成员，将停电事故的详细情况与当地电力公司调度取得联系，请求援助；二级停电事故，可由总务科组织电工组维修人员抢修，并及时将事故结果汇报停电事故应急领导小组组长；三级停电事故，由总务科全权处理。

3. 停电后机房人员处理要点

一路高压电源故障时，设备自动切换另一路电源供电，此时值班人员需检查切换后运行状态是否正常，直到电源故障消除；当二路高压电源都发生故障时，应采用备用发电机保障手术室、ICU等重要科室的用电；当变压器有一台故障时，应立即停用，投入另一台变压器；当发生电器火灾或人身触电时，应立即断开故障电源设备。

4. 计划和紧急停电应急程序

（1）计划性停电应急程序。

①应急领导小组根据当地电力公司事前通知的停电时间及原因，通知电工组，电工组在接到停电通知时，再次确认停电的时间、时长和具体原因，做好日志记录。

②总务科接到相关通知，做好电源切换的准备工作。

③电工组在规定的时间内完成电源切换工作，保证全院恢复供电。

（2）紧急停电应急程序。

①出现紧急停电时，高压配电房需立即电话询问电力公司，问明停电原因及

停电时长。通知应急领导小组组长和院办（或总值班），说明情况。

②如停电时间较长，双电源切换不能满足，应尽快启动备用发电机，保证重点科室（如急诊室、手术室、ICU、分娩室、血透室、急诊检验、信息中心）的供电。

③如停电时间较短，应等电力公司来电后，按应急领导小组命令进行高压系统操作，高压操作完毕再进行低配操作。

④高压操作完毕，必须检查开关的合闸位置是否正常，检查三相电压、三相电流是否正常。

（3）部门科室停电应急程序。

①各科室接到停电通知后，立即做好停电准备，如有抢救患者，则使用备用电源。

②停电后，按照各科室应急抢救预案，维持抢救工作。

5. 应急预案处理流程

应急预案处理流程，如图 9-1 所示。

二、案例分享

2016 年 4 月，湖南省岳阳市某医院，中午开始脑瘤摘除手术，开颅后先后发生 2 次停电，主刀医生考虑风险中断手术，患者简单处理后送往重症监护室。手术当天第一次停电，系因地下电缆施工故障造成医院大面积停电，医院启动应急预案，几分钟后电力供电恢复正常。然而，不久后发生第二次停电，医院立即启用发电机发电，之后电力稳定。

案例分析

（1）大面积停电的直接原因是施工单位未按要求施工引起电缆故障；

（2）医院应急预案启动存在等待和延迟，引起第二次停电；

（3）值班人员未按照应急预案要求及时启动发电机，保障重要手术室等关键科室的电力稳定，需加强人员培训和应急处置演练。

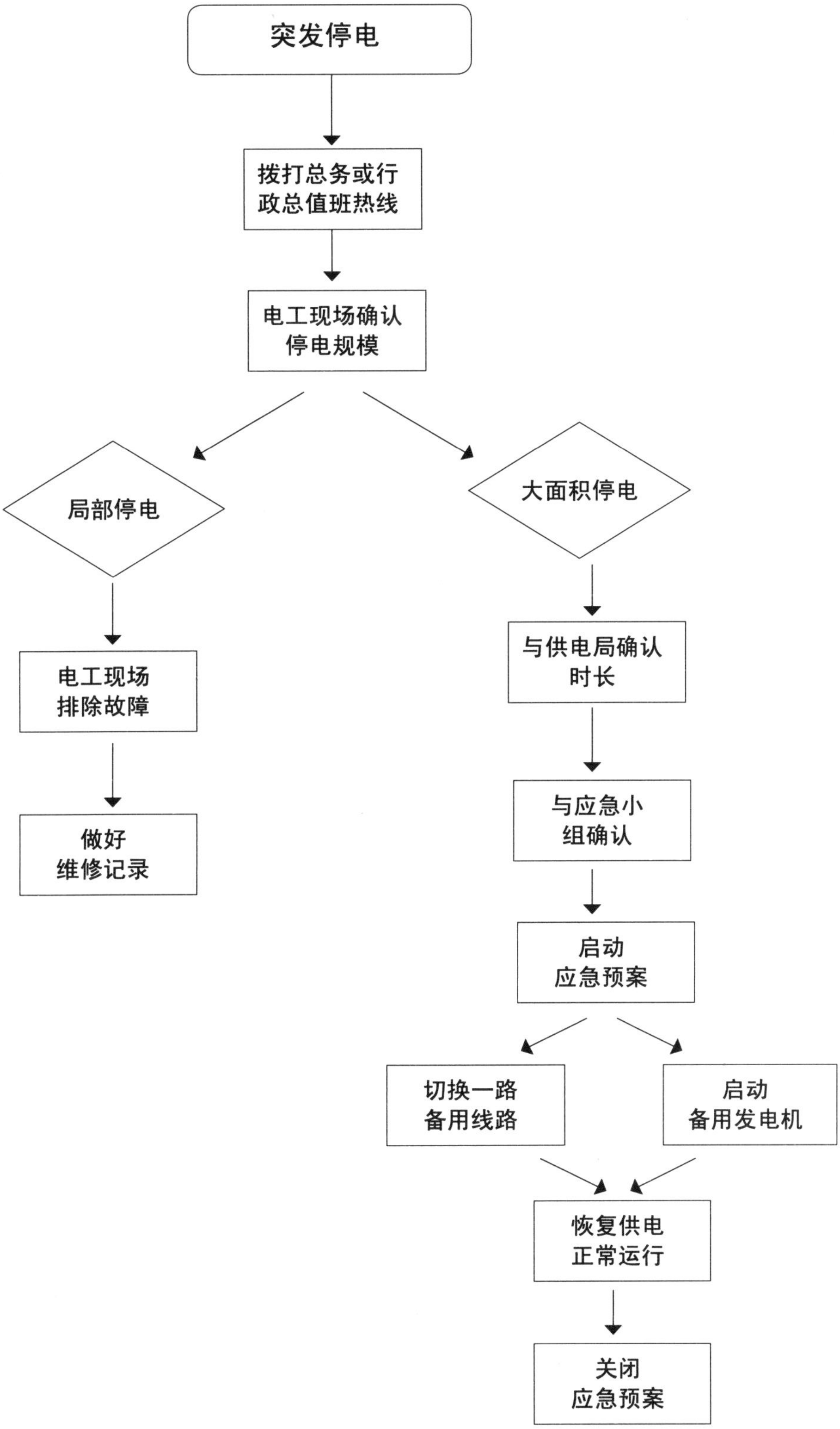

图 9-1 突发停电应急预案处理流程

三、应急物资准备

电工日常应做好发电机的维护保养工作，保证发电机随时可以投入使用；平时要掌握供电知识和操作规范，注意操作安全。临床科室常规配备应包括：应急灯、手电筒等照明物品，定期检查，保持完好状态。见表 9-1。

表 9-1 医院大面积停电应急物资清单

序号	名称	备注
1	发电车（轮式、轨式）	基本配置
2	燃油发电机组	基本配置
3	防爆防水电缆	基本配置
4	配电箱（开关）	基本配置
5	移动式空气压缩机	基本配置
6	乙炔发生器	基本配置
7	工业氧气瓶	基本配置
8	煤油、柴油、汽油、液化气	基本配置
9	干电池、蓄电池（配充电设备）	基本配置
10	干粉灭火器	基本配置
11	消防斧	基本配置
12	电绝缘手套	基本配置
13	耐高温手套	基本配置

第二节　锅炉房应急预案要点与案例分享

一、锅炉房应急预案要点

（一）编制目的和依据

医院锅炉房是采用燃油、煤、天然气或电力进行医用蒸汽等能源供给的重要部位，也是风险防范的重要部位。为应对由于自然或人为原因导致的锅炉房重大事故，促进事故应急工作的制度化和规范化，依据国家相关法律法规，结合医院实际情况，制订锅炉房应急预案。锅炉房应急预案总体贯彻“预防为主，常备不懈”的方针，遵循“统一领导、完善机制、明确责任、加强合作、快速反应、措施果断”的原则。

（二）主要人员组织架构和权责

应急预案执行由应急领导小组下设的应急消防、疏散和救援小组统一协调办理。

应急领导小组成员包括：分管后勤院长、总务科科长、后勤公司项目经理、锅炉房值班长等（具体人员不限于此）。应急领导小组负责预案的启动、终止，组长是执行预案的第一负责人。此外，应急领导小组还需确定事件是否向社会公开或请求外部支援等。

（三）应急处理程序要点

应急预案主要关注后勤救援小组的应急程序，特别是消防、疏散和救援的线路流程，以及发生重大火灾和保障的上级报告流程。此外，还需加强预防措施，如安装、维修及保养计划的制订和实施，以及各部门进行定期质量安全检查等。

二、应急预案案例分享

1. 总则

1.1 编制目的

为了保护医院内的公共财产和医患生命安全，快速处置医院锅炉房发生的各类事故，保障锅炉房正常运行，特制订本预案。

1.2 编制依据

《中华人民共和国消防法》《中华人民共和国突发事件应对法》以及地方法律法规。

2. 指导思想

坚决按照消防工作的基本原则“预防为主、防消结合”，充分调动各级后勤和医院各科室人员的积极性，有条不紊地开展事前、事中和事后的消防工作，各尽其责，最大限度地保障人民生命和财产安全。

3. 组织机构

3.1 应急领导小组成员包括：分管后勤院长、总务科科长、后勤公司项目经理、电工班班长。

3.2 义务消防队员应在第一时间赶到事故现场，使用消防水枪或其他灭火器材扑灭火险，如火势蔓延则立刻报警（火警电话：119）。

3.3 疏散组成员负责所有消防通道的畅通，并切断电源，关闭所有机器设备，指挥员工安全有序地撤离。

3.4 医疗救援组成员：由医务科、医院各专业科室负责人组成，负责对受伤人员的应急处理，负责对消防、急救车辆的引导工作。

4. 预防预警

4.1 特种设备操作人员必须持证上岗，并参与制定有关安全生产方面的规章制度。

4.2 贯彻落实政府主管部门对锅炉的安全检查以及下达有关锅炉方面安全监察的指令。

4.3 制订和实施锅炉年度检查、检修及购置各种备件计划。

4.4 每季度组织特种设备操作人员进行技术培训和安全教育。

4.5 每月收集、整理锅炉有关记录，并组织相关人员总结锅炉运行中的经验教训并制定改进措施。

4.6 每月对锅炉使用情况进行一次现场检查，并做好记录，操作人员及时报告锅炉的使用情况及需要解决的问题。

4.7 制订和实施锅炉及附属设备的维修保养计划，配合有关部门进行锅炉检修后的验收工作。

4.8 发生事故要及时组织调查处理并写出事故报告书。

4.9 积极改善锅炉工作区域的劳动条件，关心特种设备操作人员的思想工作、生活与技术培训，做到安全文明生产。

4.10 每年年底应对全院安全工作进行总结，并提出下一年的工作计划，年度工作总结报告呈报院领导和上级主管部门。

4.11 警报的解除：由安全领导小组负责警报的解除及警报解除后的生产恢复组织工作，如发生火灾或爆炸，由政府主管部门作出决定。

4.12 记录在案：凡发生安全隐患或大小事故，由相关人员填写《安全隐患整改通知书》以及《事故调查报告》，并逐级上报，记录在案，必要时向政府主管部门报告，并配合进行调查核实。

5. 处置措施

5.1 锅炉房值班员发现锅炉发生异常现象或事故时，要立即关闭电源、气源和上水，同时向锅炉房负责人汇报。

5.2 锅炉房负责人接到报告后立即赶赴现场，根据情况组织抢修、排险或向应急领导小组报告，并做记录。

5.3 抢修人员到现场后：检查电源、气源、水源是否关闭；采取通风措施，防止燃气泄漏造成燃爆；排除锅炉内部压力，防止人身伤害；了解锅炉运行情况，初步判断事故性质，进行设备检查，提出问题原因；排除故障，修复设备；按运行操作程序启动试运行，检查有无问题；恢复运行。

5.4 应急领导小组接到报告后，应立即组织疏散组和医疗救援组人员到场，了解情况，根据事态协助抢救，做好现场警戒，防止无关人员进入。

5.5 锅炉房负责人接报后，应立即到场，了解情况，指挥开展排险工作，并根据事态发展下达报告上级和有关部门的指令，协调好可能受影响的部门。

5.6 可能受影响的部门接报后，应立即采取措施，减少因锅炉停运造成的损失。

5.7 事故处理后，应及时写出书面报告，报上级有关部门。

6. 注意事项

6.1 发生锅炉爆管事故时，如果可以维持水位，先短时间降低负荷，启用备用锅炉后再将原锅炉停止；锅炉爆管不能维持水位时，需立即停炉，引风机和供水仍保持，直至锅炉降温；如锅炉缺水引起爆管，则需停止燃气灭火。

6.2 锅炉外壳受热变形时，启动备用锅炉，停用原锅炉，需查明具体原因，进行检修。

6.3 锅炉压力超标时，减弱燃烧，加大供水，加大排污，手动开启安全阀和气阀；如安全阀失灵，需紧急停炉，开启备用锅炉。

6.4 锅炉缺水，如水连管低于最高火力界面，应关闭主气阀和给水阀，紧急关炉降低炉内温度；当水连管高于最高火力界面时，可以先减弱燃烧，降低负荷，待缓慢上水后，再恢复负荷。

6.5 锅炉满水时，减少并停止供水，打开煤气再循环阀门；打开排污阀，开启蒸汽管道和过热器上的疏水阀门，待水位恢复时，再相应恢复各项运行；如仍无法改善，需做紧急停炉处理。

6.6 锅炉汽水共腾处置时，减弱燃烧，降低负荷，加大排污量，对过热器、蒸汽管道、分汽管道进行疏水。

三、应急物资准备

锅炉房应急物资见表 9-2。

表 9-2 医院锅炉房应急物资清单

序号	名称	备注
1	安全帽（头盔）	基本配置
2	安全鞋	基本配置
3	水靴	基本配置
4	呼吸面具	基本配置
5	手电	基本配置
6	矿灯	基本配置
7	风灯	基本配置
8	潜水灯	基本配置
9	探照灯	基本配置
10	应急灯	基本配置
11	防水灯	基本配置
12	麻袋（编织袋）	基本配置
13	耐高温手套	基本配置
14	防渗布料涂料	基本配置
15	土工布	基本配置
16	铁丝网	基本配置
17	铁丝	基本配置
18	钉子	基本配置
19	铁锹	基本配置
20	排水管件	基本配置
21	抽水机组	基本配置
22	干粉灭火器	基本配置
23	消防斧	基本配置

第三节　大面积停水应急预案要点与案例分享

一、大面积停水应急预案要点

（一）编制目的和依据

为了应对医院可能出现的供水事故，避免和减少供水事故发生，并在发生事故后能迅速有效地控制和处理，尽量减少人员伤亡和财产损失，缩小事故造成的停水范围，保证全院范围的正常用水，特编制此预案。本着“预防为主、自救为主、统一指挥、快速反应、分别处理”的原则，在出现影响供水的事故时，实施有效快捷的抢险抢修和处置，尽快恢复正常供水状态，确保医院正常生产、生活秩序。

（二）主要人员组织架构和权责

医院成立大面积停水事故应急领导小组，下设应急抢修队。

医院大面积停水事故应急领导小组由后勤副院长、总务科科长（主任）、能源动力中心主任、院办、医务部、护理部等各临床部门，各科室护士长以及水工班组成员组成。应急领导小组负责预案的启动、终止，组长是执行预案的第一负责人。此外，应急领导小组还需确定事件是否向社会公开或请求外部支援等。

（三）应急处理程序要点

1. 停水事件的分级

一级停水事故，是指全院范围停水；二级停水事故，是指院内主分支管道事故或临时关停造成的局部停水；三级停水事故，是指院内分支管道故障或需要临时关停造成的局部停水。

2. 报告程序

一级停水事故应立即通知应急领导小组全体，并及时与当地供水公司联系，根据需要请求支援；二级停水事故，由总务科及时组织力量抢修，并根据事件情况向应急领导小组组长详细汇报；三级停水事故则由总务科主导处理。

3. 应急程序

关注应急抢修队的应急程序，需按照计划性或临时性区分大面积停水的不同抢救流程。

（1）计划性停水应急程序要点：

①后勤部门在接到供水公司停水通知时，记录停水起始和终止时间；

②提前通知应急领导小组组长、院办等主管部门，做好二次供水的准备；

③如时间紧急，应立即通知应急领导小组组长（夜间通知总值班），说明情况，向各部门发出通知，制订好停、送水计划。

（2）临时性停水应急程序要点：

①出现临时性停水时，应立即电话询问供水公司，记录停水起始和终止时间；

②通知应急领导小组组长或总值班，说明情况；

③如停水时间较短（20 分钟之内），可通过二次供水应急；

④如停水时间较长（超过 20 分钟），应立即准备启动应急预案。

二、案例分享

2010 年 9 月，河北省石家庄市供水集团为完成兴凯路附近供水管道作业，需要对施工附近区域停水。停水范围是中山路以北、中华大街以西的部分区域。施工时间为 9 月 17 日 21 时 ~ 9 月 19 日 9 时，三天左右。石家庄市某医院处于停水区域，医院当时有住院患者 400 多人，全院每天的日常用水约 100 吨。13 日下午，医院接到供水公司停水通知，院方立即与供水公司取得联系，确认停水时间并且无法避免的答复后，医院立即启动应急预案，联系并租用园林部门大罐车购水。通过将所购之水灌入二次加压水箱，定时开泵，医院各楼层即可正常用水，满足医院的日常运营。应急小组制订了详细的供水计划，并口头和书面通知到医院各个科室和住院病人，具体供水计划：每天 7:20、11:30、17:00 三次供应热水；每天 6:30、9:00、11:00、14:00、16:00、20:00 六次供应凉水；每次供水时间 15 分钟。除以上正常供水外，如出现紧急用水情况，医院将会临时调整供水时间。通过采取应急措施，停水期间，医院急诊、门诊和住院部等各个科室的治疗都正常有序地进行。

案件分析

（1）本次停水事件的应急措施十分合理、有效；

（2）停水前，应急领导小组与供水公司做了详细的沟通和准备，确定了停水的区间；

（3）应急响应措施比较有序，医院根据整体供水总量，租用园林部门水车，及时调借水源；并制订详细的院内二次供水时间表；通过口头和纸质通知到相关科室和患者病区。

三、应急物资准备

应急领导小组成员应随时保证通信畅通，日常做好供水管路、阀门的检查，发现问题及时处理；对维修人员进行培训，使之都能知晓应急供水、布局及操作流程。

表 9-3 医院大面积停水应急物资清单

序号	名称	备注
1	帆布	基本配置
2	苫布	基本配置
3	防水卷材	基本配置
4	快凝快硬水泥	基本配置
5	手电	基本配置
6	矿灯	基本配置
7	风灯	基本配置
8	潜水灯	基本配置
9	探照灯	基本配置
10	应急灯	基本配置
11	防水灯	基本配置
12	麻袋（编织袋）	基本配置
13	耐高温手套	基本配置
14	防渗布料涂料	基本配置
15	土工布	基本配置
16	铁丝网	基本配置
17	铁丝	基本配置
18	钉子	基本配置
19	铁锹	基本配置
20	排水管件	基本配置
21	抽水机组	基本配置

第四节　通信系统故障应急预案要点与案例分享

一、通信系统故障应急预案要点

（一）编制目的和依据

为有效防范医院信息系统运行过程中产生的风险，预防和减少突发事件造成的危害和损失，建立和健全医院计算机信息系统突发事件应急机制，提高计算机技术和医院业务应急处理和保障能力，确保患者在特殊情况下能够得到及时、有效的治疗，确保计算机信息系统安全、持续、稳健运行，根据国家信息安全相关要求和有关信息系统管理的法律、法规、规章，并结合医院的实际情况，编制本预案。通信系统应急预案本着“统一领导、分级负责、严密组织、协同作战、快速反应、保障有力”的原则，适用于医院计算机网络及各类应用系统。

（二）主要人员组织架构和权责

根据计算机信息系统应急管理的总体要求，成立医院计算机信息系统应急保障领导小组（简称应急领导小组），负责领导、组织和协调全院计算机信息系统突发事件的应急保障工作。

应急领导小组负责预案的启动、终止，组长是执行预案的第一负责人。此外，应急领导小组还需确定事件是否向社会公开或请求外部支援等。

（三）应急处理程序要点

信息系统应急程序应根据故障部位的硬件和软件类型进行不同的修复程序应对，对应急抢修和科室工作协调分别进行规定和布置，从而保障信息系统的修复能高效、有序地完成。

1. 网络中断处置措施

先检查弱电井电源是否正常，如果断电，可联系后勤电工维修组；如弱电井正常，则检查交换机工作状态，维修或更换，维修后注意网络恢复状况；如中心交换机故障，则需先检查机房电源和 UPS。

2. 数据库异常处置措施

首先检查备份数据库是否正常，若正常先启用；其次检查主服务器故障，必要时从异地备份数据库做远程恢复，并维修主服务器数据库，并记录维修日志。

3. 服务器异常处置措施

检查备份服务器是否正常，若正常先启用；其次检查主服务器故障原因，外因或内因，制订快速维修方案；维修主服务器，并做记录。

二、应急预案案例分享

1. 总则

1.1 编制目的

为有效防范医院信息化运行过程中产生的风险，预防突发网络故障造成的危害和损失，建立和健全医院信息系统故障应急机制，提高应急处理和保障能力，最终保证就医患者在紧急事件下能够得到及时安全的治疗，特制订本预案。

1.2 编制依据

《中华人民共和国突发事件应对法》《网络与信息安全事件应急预案》以及地方安全相关法律法规。

2. 指导思想

坚决按照“统一领导、分级负责、严密组织、协同作战、快速反应”的原则，有条不紊地开展事前、事中和事后的应急预案工作，各尽其责，最大限度地保障人民生命和财产安全。

3. 组织机构

3.1 应急领导小组成员包括：分管后勤院长担任组长，成员由信息中心、院办、医务科、护理部、财务科、总务科等部门主要负责人组成。

3.2 应急领导小组主要职责：

3.2.1 制订医院内部网络与信息安全应急预案；

3.2.2 统一指挥医院网络与信息安全应急工作；

3.2.3 协调医院内部各部门之间的网络与信息安全应急工作，以及协调与软件、硬件供应商、线路运营商之间的网络与信息安全应急工作；

3.2.4 整合医院内部及外部的资源，做好应急处置工作。

4. 应急处置

4.1 第一时间分类处理

4.1.1 一类故障应急程序：由于服务器不能正常工作、光纤损坏、主服务器数据丢失、备份硬盘损坏、服务器工作不稳定、局部网络不通、价表目录被人删除或修改、重点终端故障、规律性的整体、局部软件和硬件发生故障等造成的网络瘫痪。由信息中心主任上报院应急领导小组，由医院应急领导小组组织协调恢复工作。

4.1.2 二类故障应急程序：由于单一终端软、硬件故障，单一病人信息丢失、偶然性的数据处理错误、某些科室违反工作流程引起系统故障。由系统管理人员上报信息中心主任，由信息中心集中解决。

4.1.3 三类故障应急程序：由于各终端操作不熟练或使用不当造成的错误。由系统管理员单独解决，并详细登记维护情况。

4.1.4 其他故障应急程序：由于医保线路、医保端引起的医保系统故障，由财务科、医保办、办公室按医保相关规定协调解决。

4.2 响应措施

4.2.1 当信息中心一旦确定为网络整体故障时，应立刻报告应急小组领导，同时组织恢复工作，并充分考虑到特殊情况如节假日、病员流量大、人员外出及医院有重大活动等对故障恢复带来的时间影响。按恢复时间做出不同响应。30 分钟内不能恢复——门诊挂号、住院登记、门诊医生、药房等部门转入手工操作；6 小时内不能恢复——住院医生工作站、护士工作站、手术室、医技检查转入手工操作；24 小时以上不能恢复——全院各种业务转入手工操作。

4.2.2 网络服务器故障处理流程

4.2.2.1 信息中心应设专人管理，监控网络运行。发现问题，及时处理的同时迅速向科室主任汇报。故障排除后，应完成故障报告，在技术讨论会上汇报。

4.2.2.2 遇到较大故障，信息中心工作人员应迅速集合，集体攻关。具体分为 3 个组。故障检修组：集中系统管理员继续分析故障、查找原因、修复系统。技术联络组：迅速与软、硬件供应商取得联系，采取有效手段获得技术支持。院内协调组：通知全院各科室故障情况，并到关键科室协助数据保存。

4.2.2.3 全院各系统使用科室制订相应的系统故障数据保护措施，并建立数据抢录小组，发现停机，应保存断点，保护原始数据，断点前后表单分开存放。

4.2.2.4 停机期间，相关科室应组织数据抢录小组在岗待命，一旦系统恢复，当日应立即完成对重要数据的录入，第二天完成全部数据补录。

4.2.2.5 故障排除后，信息中心工作技术组应按制订方案分片包干，协助重要科室进行数据补录工作。故障排除后 2 天内，信息中心应组织技术研讨会，分析故障原因，制订预防措施，完成故障排除并报告分管院长。

5. 预防措施

5.1 组织管理：应急领导小组领导要进行严格把关，对组织机构中的人员及联系方式，要做到及时更新，并进行定期的网络安全法律知识培训。

5.2 技术保障

5.2.1 进行网络设备的安全加固，如增加防火墙、入侵监测设备等，对已知的系统漏洞及时安装补丁程序。

5.2.2 进行技术储备，对内部进行人员定期培训，同时采取通过向专业网络安全公司购买安全服务的方式，加强处理紧急情况的能力和效率。

5.3 在网络工程建设和规划方面，要切实加强网络安全方面的考虑，设计时要考虑设备的冗余备份，信息存储的异地备份等。

三、应急物资准备

组织管理措施：应急领导小组要进行层层把关、层层落实，对组织机构中的人员及联系方式及时更新，并进行定期的人员安全知识培训。

技术保障：一方面进行网络设备的安全加固，如增加防火墙、入侵监测设备等，对已知的系统漏洞及时安装补丁程序；另一方面要进行技术储备，对内部人员进行定期培训，同时通过向专业网络安全公司购买安全服务的方式，加强处理紧急情况的效率。

表 9-4 医院通信系统故障应急物资清单

序号	名称	备注
1	光纤测线笔	基本配置
2	数字万用表	基本配置
3	网络压线钳	基本配置
4	串口转接头	基本配置
5	打印机	基本配置
6	5 口小交换机	基本配置
7	超五类水晶头	基本配置
8	电话线	基本配置
9	CD/DVD 刻录盘	基本配置

第五节　暖通系统应急预案要点与案例分享

一、暖通系统应急预案要点

（一）编制目的和依据

医院暖通系统具有保障空调的加湿、供暖、供冷以及通风净化的功能。为了确保暖通系统发生突发事件或异常时，能迅速正确进行处理，减少不必要的损失，确保空调机组的正常运行，保证门急诊楼、病房楼、行政办公楼、裙楼及各办公场所的正常冷暖空气供应，促进应急工作的制度化和规范化。依据国家法律法规，中央空调主机厂家的相关操作规程，结合医院实际情况，制订应急预案。应急预案总体贯彻“预防为主、常备不懈”的方针，遵循“统一领导、完善机制、明确责任、加强合作、快速反应、措施果断”的原则。

（二）主要人员组织架构和权责

应急预案执行由应急领导小组下设的应急抢修小组统一协调办理。

应急领导小组成员包括：分管后勤院长、总务科科长、后勤公司项目经理、人事行政部经理、后勤主管和暖通维修工程主管等（具体人员不限于此）。应急领导小组负责预案的启动、终止，组长是执行预案的第一负责人。此外，应急领导小组还需确定事件是否向社会公开或请求外部支援等。

（三）应急处理程序要点

（1）空调机组故障，应立即停止机组运行，并开启备用空调机组；报告主管技术员或联系设备维修保养单位维修；事后组织现场分析会作出维修报告，由运行操作人员或主管技术员确认存档备案。

（2）循环水泵（冷温水泵、冷却水泵）异常，应立即停止异常水泵并关闭电源，同时开启备用水泵；当场解决的问题即时修复并做好记录。水泵故障严重时，应报告上级领导，由其安排、组织技术人员维修，统一做好维修记录。

（3）冷却水塔风机故障，应立即关闭相应风机电源，打开相应冷却塔补水旁通阀，使冷却塔内有充足的自来水让其冷却水降温，保证机组正常运行；当场解决的问题即时修复并做好记录；需要停机抢修属较严重的故障，应报告上级领导，由其组织技术人员抢修，统一做好维修记录。

（4）冷却水塔底盘漏水严重，导致冷却水不能满足制冷要求，应即刻将漏水水塔平衡管阀关闭（多个冷却塔时），并组织人员抢修；漏水轻微（冷却水能满足制冷要求），可在空调主机停止后处理；将相关情况报告上级领导，统一做好相关记录。

（5）管网系统（冷却水、冷温水）漏水，应迅速将事故楼层空调管道井内阀门关闭；漏水严重时，应现场用沙包、床单等拦住电梯出入口，以防水浸入电梯井，并将水引入地漏；检查漏水原因，对漏水位置进行维修或更换整节管道，抢修完成后，要对管网重做压力测试，并报告上级领导，统一做好维修记录。

（6）空调机房内进水，应将配电室的空调机组系统供电总开关断开，在没有确定配电室切断机房的电源时不能进入机房，以免设备进水造成漏电，发生触电事故；报上级领导，查明漏水的原因、部位，防止事故进一步扩大；组织人员进行抽水，事后对设备进行全面检查、试验，确认设备正常后，通电试运行，统一做好维修记录。

二、案例分享

1993 年，某市第四人民医院中央空调机房，冷水机组经检修后通电源试机，开机后即见火花冒出，随即整个机组发生强烈爆炸。现场 4 人，1 人经抢救无效死亡，其余 3 人受重伤，气浪造成 40m 两层结构的机房被毁，玻璃震碎，铝合金门全部严重变形。随即启动应急预案，进行人员疏散、现场保护和向消防部门通报，及时抢救间接伤害人员。

案例分析

经有关部门详细调查了解，事故由不当维修操作导致。机组检修后，检修人员为排除机内空气，在无氮气情况下擅自决定充氧排气，医院纯氧是强助燃剂，与机内冷冻油接触后，大大降低冷冻油燃烧闪点，当压缩机通电启动后，传动带摩擦造成局部高温，造成整个机组爆炸。虽然现场操作人员都有上岗操作证，但缺乏专业维修抢险知识，没有严格培训；维修人员素质低，操作人员不懂充氧排气的极度危险性；设备陈旧得不到及时维修，应加强日常设备巡检，预防设备老化造成的危害。

三、应急物资准备

应急领导小组成员应随时保证通信联系畅通，日常做好暖通管路、阀门的检查，发现问题及时处理;对维修人员进行培训,使之都能知晓应急暖通、布局及操作流程。

表 9-5　医院暖通系统故障应急物资清单

序号	名称	备注
1	普通五金工具	基本配置
2	绳索	基本配置
3	手锤断线钳和液压剪	基本配置
4	钢钎	基本配置
5	电钻	基本配置
6	电锯	基本配置
7	油锯	基本配置
8	张紧器	基本配置
9	帆布	基本配置
10	苫布	基本配置
11	防水卷材	基本配置
12	快凝快硬水泥	基本配置
13	手电	基本配置
14	矿灯	基本配置
15	风灯	基本配置
16	潜水灯	基本配置
17	探照灯	基本配置
18	应急灯	基本配置
19	防水灯	基本配置
20	麻袋（编织袋）	基本配置
21	耐高温手套	基本配置
22	防渗布料涂料	基本配置
23	土工布	基本配置
24	铁丝网	基本配置
25	铁丝	基本配置

续表

序号	名称	备注
26	钉子	基本配置
27	铁锹	基本配置
28	排水管件	基本配置
29	抽水机组	基本配置

第六节　电梯故障应急预案要点与案例分享

一、电梯故障应急预案要点

（一）编制目的和依据

为了确保乘坐电梯人员在电梯出现紧急状况时能够得到及时救援，帮助乘客应对电梯紧急状况，防止因恐慌、非理智操作而导致伤亡事故，最大限度地保证乘客的人身安全以及设备安全，特编制此预案。出现电梯事故时，本着“以人为本、安全第一、统一指挥、快速反应、分别处理”的原则，实施有效快捷的抢险救援，尽快恢复电梯的正常运行状态，确保医院正常的医疗、生活秩序。本预案适用于院内电梯由于停电、断绳、吊箱、锁人等故障导致事故时的应急抢险、抢修。

（二）主要人员组织架构和权责

应急预案执行由应急领导小组下设的应急抢修小组来统一协调办理。

应急领导小组成员包括：分管后勤院长、总务科科长、后勤公司项目经理、工程或电梯运送主管、电梯承保单位等。应急领导小组负责预案的启动、终止，组长是执行预案的第一负责人。此外，应急领导小组还需确定事件是否向社会公开或请求外部支援等。

（三）应急处理程序要点

应急预案关注于电梯困人、湿水等重要事件，从救人到排除故障直至恢复运行的整个过程。

1. 救援准备

第一时间告知被困人员，等待救援；准确判断轿厢位置，作好救援准备，根据楼层指示灯等判断轿厢所在位置，然后设法援救乘客。

2. 救援步骤

（1）若轿厢停于接近电梯口的位置：关闭机房电源开关，用专门外门锁钥匙开启外门，在轿厢顶用人力慢慢开启轿门，协助乘客离开轿厢，重新关好厅门。

（2）轿厢远离电梯口时：进入机房，关闭该故障电梯的电源开关；制动释放杆，轻轻撬开制动，使轿厢逐步移动至最接近厅门为止；然后再撬开轿厢救援；遇到其他复杂的情况时，应请电梯公司帮助救援。

（3）救援结束时，填写救援记录并存档。

二、案例分享

1. 总则

1.1 编制目的

为了避免医院电梯运行使用中困人事件，建立健全电梯意外事故应急体系，规范电梯困人事故应急处置工作，最大限度地有效预防、控制和消除电梯伤人、困人事故的危害，最大限度地减少事故造成的损失，维护正常的医院秩序，特制订本预案。

1.2 编制依据

《中华人民共和国安全生产法》《中华人民共和国特种设备安全法》《特种设备安全监察条例》的要求以及其他地方电梯安全相关法律法规。

2. 指导思想

坚决按照统一领导、分级负责、严密组织、协同作战、快速反应、有条不紊地开展事前、事中和事后的应急预案工作，各尽其责，最大限度地保障人民生命和财产安全。

3. 组织机构

3.1 应急领导小组成员包括：院长、分管后勤院长，成员由院办、总务科、后勤工程维修中心等部门主要负责人。

3.2 应急领导小组主要职责

3.2.1 制订医院电梯安全应急预案；

3.2.2 统一指挥医院电梯安全应急工作；

3.2.3 协调医院与电梯厂商供应商、后勤物业之间的电梯安全应急工作；

3.2.4 整合医院内部及外部的资源，做好应急处置工作。

3.3 医疗救援组成员：由医务科、医院各专业科室负责人组成，负责对受伤人员的应急处理，负责对消防、急救车辆的引导工作。

4. 应急程序

4.1 定位响应

4.1.1 救援人员可通过对讲机或手机喊话，与被困人员取得联系，务必请被困人员保持镇静，静心等待救援，被困人员不可将身体任何部位伸出轿厢外。如果轿厢门处在半开闭状态，救援人员应设法将轿厢门完全关闭，以防不测。

4.1.2 准确判断轿厢位置，做好救援准备。应根据楼层指示灯、PC 显示、选层器横杆或打开门判断轿厢所在位置，然后设法援救被困人员。

4.2 救援步骤

4.2.1 轿厢停于接近电梯口的位置时的救援步骤：关闭机房电源开关；用专门锁钥匙开启外门；在轿厢顶用人力慢慢开启轿门；协助被困人员离开轿厢；重新关好厅门。

4.2.2 轿厢远离电梯口时的救援步骤：进入机房，关闭该故障电梯的电源开关；拆除电机尾轴端盖，按上旋柄座及旋柄；救援人员用力把住旋柄，另一救援人员手持制动释放杆，轻轻撬开制动，注意观察平面标志，使轿厢逐步移动到最接近厅门（0.5m）为止；当确认刹车制动无误时，放开盘车手轮，然后按 4.2.1 中所列方法救援。

4.2.3 遇到其他复杂情况时，应请电梯公司帮助救援。

4.2.4 救援结束时，总务科人员需填写救援记录并存档，以积累救援经验。

5. 预防预警

5.1 强化医院主体责任，医院院长是电梯安全工作的第一责任人，对电梯安全负总责；

5.2 明确电梯安全管理组织架构，建立电梯操作人员岗位安全责任制度和安全管理制度；

5.3 电梯操作人员需严格执行持证上岗制度，具有质监部门颁发的特种设备作业人员证；

5.4 加强对电梯操作人员的安全教育与培训，保证其具备与从事岗位相适应的特种设备安全知识和操作技能；

5.5 严格把好电梯采购源头，购置的电梯必须是具有国家相应资质单位的产品；

5.6 电梯必须通过签订维护保养合同，委托具有相应资质的专业单位实施维护保养，加强电梯日常维护保养工作，并对其维保过程和工作质量进行监督记录，健全电梯安全全生命周期档案；

5.7 由于医院人员流动性大，电梯管理人员需加强现场安全管理，严格执行特种设备管理制度和操作规程，对违规使用电梯、人员超载的行为要及时制止和纠正。

三、应急物资准备

应急领导小组成员应随时保证通信联系方式畅通，日常做好电梯设备及运行的检查，发现问题及时处理；对维修人员进行培训，知晓电梯困人操作流程；电梯维修班组保证与各科室的联系，做好 24 小时随叫随到。

表 9-6　医院电梯故障应急物资清单

序号	名称	备注
1	普通五金工具	基本配置
2	绳索	基本配置
3	手锤断线钳和液压剪	基本配置
4	钢钎	基本配置
5	电钻	基本配置
6	电锯	基本配置
7	氧气瓶	基本配置
8	乙炔瓶	基本配置
9	气割设备	基本配置
10	绝缘杆	基本配置
11	急救药箱	基本配置
12	担架	基本配置
13	手电	基本配置
14	对讲机	基本配置
15	ARD 停电电源柜	基本配置
16	警戒带	基本配置
17	警示牌	基本配置

第七节 食品安全应急预案要点与案例分享

一、食品安全应急预案要点

（一）编制目的和依据

医院在加强日常管理的同时，应以《中华人民共和国食品安全法》《中华人民共和国食品安全法实施条例》为指导，积极认真做好食品卫生管理工作，加强日常的安全巡视检查，及时发现和清除各种隐患。为预防食品安全事故及消费者群体事件的发生，促进应急工作的制度化和规范化，依据国家法律法规，结合医院实际情况，建立食品安全突发事件应急预案。应急预案总体贯彻“预防为主、常备不懈”的方针，遵循“统一领导、完善机制、明确责任、加强合作、快速反应、措施果断”的原则。

（二）主要人员组织架构和权责

应急领导小组由院长、分管后勤院长、总务处长和服务外包经理组成。应急领导小组负责对餐饮服务环节食品安全事故应急处理工作的统一领导和指挥。

应急领导小组的主要职责是组织、协调和实施餐饮服务环节食品安全事故应急处置；向食品安全监管部门通报有关信息；与新闻媒体联系，通报或发布有关情况。

（三）应急处理程序要点

（1）关注食品安全的上报流程；需配合监管部门进行取证、封存、救治受害者等食品安全的整个程序。

（2）建立报告制度：建立食品安全事故接报 24 小时值守制度，各工作人员在日常监督管理中发现食品安全事故，或者接到疑似食品安全事故的报告，应做好记录，包括发生食品安全事故的地址、时间、中毒人数、可疑食物、联系电话等有关内容，并立即向分管后勤院长报告。

（3）服务外包经理赴现场核实情况，将核实情况向院方报告。经初步核实为餐饮服务环节食品安全事故的，应当立即向食品安全及同级卫生、农业、工商、质监等部门通报，并及时通知当地市级疾病预防控制中心进行现场采样和流行病学调查。

二、应急预案案例分享

1. 总则

1.1 编制目的

为有效预防、及时控制突发食品安全事故，确保医院在遇到突发食品安全事故时能高效、有序、安全地开展救援工作，最大限度地减少人员伤害，保证医护人员和患者身体健康，最大限度地减少事故造成的损失，维护正常的医院秩序，特制订本预案。

1.2 编制依据

《中华人民共和国食品安全法》的要求以及地方食品安全相关法律法规。

2. 指导思想

坚决按照以人为本、严密组织、协同作战、快速反应、有条不紊地开展事前、事中和事后的应急预案工作，各尽其责，最大限度地保障人民生命和财产安全。

3. 组织机构

3.1 应急领导小组成员包括：院长、分管后勤院长，成员由院办、总务科（或膳食科）、后勤餐饮中心。

3.2 应急领导小组主要职责

3.2.1 制订医院食品安全应急预案；

3.2.2 统一指挥医院食品安全应急工作；

3.2.3 负责对可疑食品的溯源工作，负责信息上传和下达。

3.3 医疗救援组成员：由医务科、医院各专业科室负责人组成。

3.4 医疗救援小组职责：负责对受伤人员的应急处理，负责对消防、急救车辆的引导工作；负责现场救援工作的应急处置，包括采取控制措施，及时有效地控制事故，防止蔓延扩大，并负责组织对中毒人员的救护、输送就医、指导自救和互救以及信息沟通等工作。

4. 预防预警

4.1 加强日常管理，对餐厅员工资质进行严格审核。

4.2 加强用餐环境的卫生监督和管理工作。

4.3 在宣教栏中张贴有关防止食品安全事故及应急救护知识，提高防范意识和应急处理能力。

4.4 对引发的食品安全事故，做到早发现、早报告、早救治，实现预防与紧急处置结合。

5. 应急程序

5.1 突发性食品安全事故发生后，应急领导小组应立即赶到现场，指挥救援工作，向中毒人员了解所进食物、进食时间、临床症状、中毒人数等基本情况，并及时向应急领导工作小组组长报告；

5.2 医疗救援小组根据中毒人员的临床表现，分析判断食物中毒类型，展开救援；

5.3 根据中毒人数和疫情，情况严重时同时向当地卫生监督部门报告疫情；

5.4 一旦确认食品安全事故类型，应急领导小组要立刻采取控制措施，通知员工餐厅对可疑食品进行留样保存，以便卫生监督部门现场取证，做出正确判断和调查结论；

5.5 配合卫生监督部门做好可疑食品留样、调查取证工作；

5.6 安抚职工，稳定情绪，尽快恢复正常的医疗工作秩序；

5.7 报告的流程：餐厅当事人报告—应急小组成员立即赴现场了解基本情况（所进食物、进食时间、中毒人数）—报告应急领导小组长—酌情报告当地卫生行政部门（中毒人数、临床症状、所进食物、动态、已采取的措施）；

5.8 应急事件处理过程（事前、事后）形成事实记录，留档保存。

三、应急物资准备

应急领导小组成员应随时保证通信联系畅通，日常做好食品卫生的检查和留样，发现问题及时处理；对食堂配餐人员进行培训，使之都能知晓食品卫生安全知识和一般事件处置流程。服务外包公司保证与医院部门的联系畅通，做好 24 小时随叫随到。

表 9-7 医院食品安全应急物资清单

序号	名称	备注
1	救生担架	基本配置
2	氧气救急装置	基本配置
3	急救包	基本配置
4	避火服	基本配置
5	消防隔热服	基本配置

续表

序号	名称	备注
6	防化服	基本配置
7	消防靴	基本配置
8	耐高温手套	基本配置
9	干粉灭火器	基本配置

第八节　库房紧急应急预案要点与案例分享

一、库房紧急应急预案要点

（一）编制目的和依据

规范库房安全应急管理和应急响应程序，确保库房突发事件的处置协调、有序、高效，最大限度地减少经济损失和相应影响，维护医院健康持续稳定发展，应急工作的制度化和规范化。依据国家法律法规，结合医院实际情况，制订预案。应急预案总体贯彻“预防为主、常备不懈”的方针，遵循“统一领导、完善机制、明确责任、加强合作、快速反应、措施果断”的原则。

（二）主要人员组织架构和权责

应急领导小组由院长、总务处长和物业项目经理组成。应急领导小组负责对库房安全事故应急处理工作的统一领导和指挥。

应急领导小组主要职责是组织、协调和实施库房安全事故应急处置，负责预案的启动、终止，组长是执行预案的第一负责人。此外，应急领导小组还需确定事件是否向社会公开或请求外部支援等。

（三）应急处理程序要点

应急预案关注于库房的火灾、洪涝灾害、盗窃等应急流程的处理，以及后期处置等工作流程。

二、应急预案案例分享

1. 总则

1.1 编制目的

为有效预防、及时控制库房安全事故，确保医院在遇到库房突发火灾、洪灾和失窃等紧急事故时能高效、有序、安全地开展救援工作，最大限度地减少人员伤害，保证医护人员和患者身体健康，最大限度地减少医院的财产损失，维护正常的医院秩序，特制订本预案。

1.2 编制依据

《中华人民共和国消防法》《仓库防火安全管理规则》《常用化学危险品贮存通则》的要求以及地方库房仓储安全等相关法律法规。

2. 指导思想

坚决按照以人为本、严密组织、协同作战、快速反应、有条不紊地开展事前、事中和事后的应急预案工作，各尽其责，最大限度地保障人民生命和财产安全。

3. 组织机构

3.1 应急领导小组成员包括：院长、分管后勤院长，成员由院办、总务科、物流中心（或采购中心）、药学部、资产管理处以及各科室库房负责人。

3.2 应急领导小组主要职责

3.2.1 制订医院库房安全应急预案；

3.2.2 统一指挥医院库房安全应急工作。

3.3 医疗救援组成员：由医务科、医院各专业科室负责人组成。

3.4 医疗救援小组职责：负责对受伤人员的应急处理，负责对消防、急救车辆的引导工作；负责现场救援工作的应急处置，包括采取控制措施，及时有效地控制事故，防止蔓延扩大，并负责组织对中毒人员的救护、输送就医、指导自救和互救以及信息沟通等工作。

4. 应急程序

4.1 火灾应急程序

4.1.1 发现火情后，第一目击人应立即向库房应急领导小组报告，报告保卫科，视情况拨打 119，并采取有效措施灭火。

4.1.2 库房应急领导小组迅速组织人员利用库房现有灭火器材扑救，转移存放的物资，同时切断可燃物燃烧路线，阻止火势蔓延。对于存放危险品的库房，一旦发现火灾，视情况要第一时间拨打119。

4.1.3 如火势较大，库房应急领导小组应组织疏散人员和车辆撤离至安全区域，加强现场警戒，杜绝闲杂人员进入，并协同保卫部门对附近情况进行盘查，以防止蔓延，同时派专人引导消防车辆，以保证消防车辆快速到达现场。

4.1.4 库房应急领导小组应在规定的时间向院办报告，及时将损失情况以及相邻库房情况反馈院办。

4.1.5 火情解除后，库房应急领导小组要迅速清理现场，对库存物资进行盘点，核实损失，配合院办人员做好恢复重建和财产理赔工作。

4.2 洪涝灾害应急程序

4.2.1 发现水情，库房负责人应立即切断总电源，并迅速向库房应急领导小组组长报告。

4.2.2 库房应急领导小组应及时做出相应计划，迅速赶到现场，对于存放冲压件等需要防水的物资快速做出调整计划，以保证快速转移。

4.2.3 情况紧急，危及人员全命安全时，应急小组应组织人员迅速撤离至安全地带，并迅速通知办公室人员，以便作出新的调整计划。

4.2.4 灾情结束，库房应急领导小组组织人员清理现场，核实损失情况，在灾情结束后1天内以书面情况上报到办公室。

4.3 地震灾害应急程序

4.3.1 按照地方政府地震灾害速报管理办法的规定，若发生3.0级以上地震，库房负责人要将库房内的危险品和人员迅速撤离现场至附近较安全地点，避免人员伤亡；在安全距离以外观察危险品库房周围的震后反应，必须确保人员的安全。

4.3.2 对于3.0级以下的地震，库房值班人员要在地震发生后5分钟以内将初步了解的灾情报告库房应急领导小组，做到“有灾报灾、无灾报安”。

4.3.3 如发生破坏性地震，库房及库区其他建筑物有倒塌、陷裂、爆炸等危险时，库房值班人员要立即向库房应急领导小组报告，并及时开展先期救援处置。

4.4 库房被盗应急程序

4.4.1 发生盗窃事件，库房管理员应保护好现场，并立即向库房应急领导小组报告。

4.4.2 库房应急领导小组立即组织人员对库房物品进行清查，向院办报告，并积极配合有关部门做好调查取证工作。

4.4.3 发现窃贼正在行窃，库房值班人员应立即通知保卫科，并采取相应的措施保证人身安全。在条件允许的情况下，应尽可能记住盗窃嫌疑人的相貌、体态特征及逃逸方向和使用交通工具的车种、车型、颜色、牌号等。

4.5 库房停电应急程序

4.5.1 发生停电时，在紧急情况下，需要使用库房物资时，库房仓管要作好应急照明准备，以保证相关部门在停电情况下，物品正常出库使用。

4.5.2 对于库房突发性停电，库房仓管应及时上报，并安排专业电工迅速查明停电原因，如属设备故障，应组织维修人员及时抢修。

4.6 雷击灾害事件应急程序

4.6.1 库房发生雷击灾害，库房值班人员应立即向库房应急领导小组报告，迅速检查现场情况，并检查附近是否发生人员伤亡事故。

4.6.2 接报后，库房应急领导小组立即组织人员赶赴现场，开展应急处置，在保证人员安全的情况下，迅速采取相应措施，保证库房不受影响。

4.6.3 由雷击引发库房火灾事故（事件），参照库房火灾应急预案进行处置。

5. 预防预警

5.1 库房在设计和建设过程中就要严格按照现行的消防技术规范和标准进行设计、施工，从源头上防止火灾发生，控制灾害的发展。

5.2 库房负责人为防火安全负责人，全面负责库房的消防安全管理工作。

5.3 组织学习消防法规等，对员工进行消防宣传、业务培训，提高员工的安全素质，定期开展防火检查，消除火灾隐患。

5.4 库房保管员应当熟悉储存物品的分类、性质、保管业务知识和消防安全制度，掌握消防器材的操作使用和维护保养方法，建立并严格执行夜间值班、巡逻制度，带班人员应当认真检查，督促落实。

三、应急物资准备

应急领导小组成员应随时保证通信联系畅通，日常做好库房出入库的安全检查和盘查，发现问题及时处理；对库房管理人员进行培训，使之掌握库房内安全知识和一般事件处置流程。库房负责人保证与医院职能部门的联系畅通，做好24小时随叫随到。

表 9-8 医院库房紧急应急物资清单

序号	名称	备注
1	干粉灭火器	基本配置
2	绳索	基本配置
3	消防隔热服	基本配置
4	复合式气体检测仪	基本配置
5	防爆对讲机	基本配置
6	警戒带	基本配置
7	警示牌	基本配置
8	安全帽	基本配置
9	导向绳	基本配置
10	轻便发电机照明设备	基本配置
11	急救药箱	基本配置
12	担架	基本配置
13	手电	基本配置
14	对讲机	基本配置

第十章　灾害事件应急管理

张　伟　谢　磊　李志安　胡　滨　贺悦铖

医院作为提供医疗护理服务的开放式公共场所，人群集中度高，尤其是一些具有较高知名度的医院，往往人满为患。加之所有人员和车辆可随意进出，医院来往人员的身份复杂，客观上也造成了管控上的困难。在遭遇极端天气灾害、大型公共卫生事件或地震等因不可抗力而引发的灾难时，极易造成大量人员伤亡和传染病的传播，如何做好自然灾害和大型卫生公共事件的应急预案，及时疏散人员，尽快恢复正常的生产和工作秩序，是非常值得深入研究和重点考量的问题。

党和国家历来高度重视人民健康问题，除了颁布《中华人民共和国突发事件应对法》《中华人民共和国传染病防治法》《自然灾害救助条例》《国家自然灾害救助应急预案》《全国自然灾害卫生应急预案》等一系列应急预案和规范性文件，对灾害事件的应急管理提出了相应的规定和要求。应对灾害事件是医院风险管理体系的重要组成部分，为了有效提高灾害事件应急反应能力和救灾工作整体水平，建立和完善灾害救助应急体系，最大限度地减轻或消除灾害事件造成的损失，确保广大人民群众的生命财产和医院安全，各级医院应充分考虑医院应急反应的实际需求，并结合自身的实际情况，制订应对各类灾害事件的专项应急预案。

第一节　极端天气应急预案要点与案例分享

一、台风和暴雨等灾害性天气应急预案要点

极端天气主要包括台风、暴雨、雷电、冰雹、大雪、大雾、严寒、高温、扬沙、沙尘暴等自然灾害。由于我国地域辽阔，各类极端天气在不同地区发生的频率和强度略有不同。但相较于其他类型的灾害事件，极端天气灾害最为常见，且具有发生频率高、可预见性强、涉及范围广等特点。应对极端天气灾害作为医院风险管理体系的重要组成部分，应充分考虑医院应急反应的实际需求，根据标准化流程制订应对各类极端天气的专项预案，以期保证预案的针对性、实用性和可操作性。本节以应对台风和暴雨等灾害性天气的专项预案为例，介绍医院应对极端天气应急预案的制度设计及实施情况。

（一）编制前的准备

为做好极端天气应急预案的编制工作，应在预案编制前使用工具进行充分的评估与分析。首先，通过灾害脆弱性分析（Hazard Vulnerability Analysis，HVA）（表10-1），确认各类灾害事件的风险等级，根据其风险等级情况制订应急预案，并围绕预案开展宣传、培训和演练，为医院应对高风险灾害提供科学方法和科学路径。

（二）编制目的和依据

台风、暴雨作为极端天气灾害的主要类型之一，每年都会频繁袭击或影响我国沿海地区。地处沿海区域的医疗机构，为有效预防、及时控制、消除台风和暴雨等灾害性天气造成的危害，确保台风期间医疗工作的安全与正常运转，提高应急快速反应和处理能力，规范后勤预防灾害性天气的应急处理工作，保证防洪、防台风抢险救灾工作高效有序地进行，减少灾害性天气对医院造成的危害，最大程度地减少人员伤亡和财产损失，应制订应对台风和暴雨等灾害性天气的专项应急预案。

表 10-1 灾害脆弱性分析

分析部门：保障保卫部　　　　填写人员：张三

序号	风险项目	发生频率(F)	事故严重性（S）S ＝ HS+HH+ER+TL				应急准备(P)	风险积分合计	风险等级
			人员安全(HS)	人员健康(HH)	影响范围(ER)	停工损失(TL)		F×S×P ＝ R	1 ～ 5 级
1	停电	2	5	10	15	15	2	180	2
2	台风、暴雨等自然灾害	2	10	10	15	5	2	160	3
3	电梯故障	2	10	1	5	1	2	68	4
4	医疗气体故障	1	15	1	10	5	2	62	4
5	停水	1	10	1	15	5	2	62	4
6	地震	1	15	15	15	15	1	60	4

预案应以《中华人民共和国突发事件应对法》《中华人民共和国防洪法》《医疗机构管理条例》《气象灾害防御条例》《国家突发公共事件总体应急预案》《国家防汛抗旱应急预案》《全国医疗机构卫生应急工作规范（试行）》等法律法规，以及所在省、市相关规定、卫生计生主管部门相关文件为依据制订。

预案编制应坚持以人为本、安全第一、以防为主、防抗结合、突出重点、兼顾一般，局部利益服从全局利益的总体原则。按照统一指挥、分工协作、密切配合、共同应对的方针开展应急反应工作。

（三）主要人员组织架构和权责

成立应急指挥工作机构，由院长担任总指挥，分管后勤院领导担任现场指挥，由相关职能业务部门作为协调部门配合完成整体应急反应工作。

（1）后勤保障部门：负责对灾害性天气的预防，应对工作的统一组织、协调，落实各项防范措施，做好人员、技术、物资和设备的应急储备工作。

（2）医院办公室：负责通信联系，情况收集上报及上级指示传达，人员召回，媒体应对。

（3）医务部门：负责病人安置；重症病人的紧急救护。

（4）护理部门：负责灾害性天气发生时，协调护理人员协助配合妥善处理病人。

（5）设备物资及信息管理部门：负责提供应急医疗、后勤物资及信息保障。

（6）安全保卫部门：负责安排保安人员协助配合防灾救灾，以及维持医院现场秩序。

（7）基建工程部门：负责协调院内基建施工现场的设施和人员安全。

（8）物流保洁部门：负责防灾救助物资的运送，重症病人的转移运送。

（四）应急处理程序要点

1. 灾害分级与应急响应

（1）台风分级：预警级别分为 4 级，由低向高逐级递增，分别是Ⅳ级（蓝色预警）、Ⅲ级（黄色预警）、Ⅱ级（橙色预警）和Ⅰ级（红色预警）。

（2）台风分级响应行动要求。

Ⅳ级响应行动：气象台发布一般（Ⅳ级）台风预报（平均风力达到 6 级或阵风 7 级）。在台风影响期间，医院后勤保障部门及下属各班组应加强值班，部门负责人及分管干事、各班组长均须保持通信畅通，并配置检测对讲机正常使用，检查核对各应急物资的数量、效期及是否有破损情况；可随时应对各种紧急情况。加强对院内建筑屋面、门窗、道路、下水管道、窨井、排水沟等重点部位的检查，确保排水设施通畅，房屋门窗完好、关闭，树木、灯箱、标识牌牢固。加强对院内建筑地下室和低洼部位的检查，确保集水井、排污泵工作正常，设备、仪器、药品及车辆安全。

Ⅲ级响应行动：气象台发布较大（Ⅲ级）台风预报（平均风力达到 8 级或阵风 9 级）。台风影响期间，在Ⅳ级响应的基础上增加以下行动要求：后勤保障部门及下属各班组应安排相关人员 24 小时值班，随时应对各种紧急情况。可能遭暴雨袭击时，提前准备好足量的沙袋、雨衣、应急灯等抗洪物资，并分发或设置整齐。可能遭暴雨袭击时，物流保洁部门应安排 2~3 名应急人员，负责搬运物资和协助或应急抢险。

Ⅱ级响应行动：气象台发布较大（Ⅱ级）台风预报（平均风力达到 10 级或阵风 11 级），在台风影响期间，在Ⅲ级响应的基础上增加以下行动要求：后勤保障部门负责人值班，分管干事和各班组长、维修改造工程负责人必须坚守工作岗位。后勤保障库房增设人员值班，备足食品、水、蜡烛和应急灯等应急物资。沙袋、雨衣、防水手电等抗洪物资分发或放置到位，对地下室等易受涝部位进行重点保护。对院内树木、各类标识牌进行加固。后勤保障部门下属各班组应加强院内巡查，后勤维修中心需加强自我防护，做好停电、停水、停气的应急抢修准备。可能遭暴雨袭击时，物流保洁部门安排 5 ～ 10 名应急机动人员，负责搬运物资和协助应急抢修。

I 级响应行动：气象台发布较大（Ⅰ级）台风预报（平均风力达到 12 级或 12 级以上），在台风影响期间，在Ⅱ级响应的基础上增加以下行动需求：后勤保障部门负责人、分管干事和下属各班组长及维修改造工程负责人、技术人员等均应坚守工作岗位，各班组配备足够人员值班，后勤保障全体工作人员手机及对讲机必须 24 小时处于开机待命状态，随时应对各种紧急、突发情况。暂停维修改造施工现场的全部施工活动，妥善安排工人，确保人员安全。设置应急通讯员，在通信施工被中断时，负责联系院内外的各项应急抢修事宜。物流保洁部门安排 15 ～ 30 名应急机动人员，负责搬运救灾物资和协助应急抢修。

2. 暴雨天气响应行动要求

（1）如天气预报发布暴雨天气预警，物流保洁工作人员应检查院内各建筑的卫生状况，防止檐沟堵塞。

（2）如遇暴雨伴有大风天气，后勤保障部门应组织人员加固树木、灯箱、标识牌等设施。巡查院内各建筑地下室和低洼部位，检查集水井、排污泵的工作状况。如雨量较大，物流保洁部门安排应急人员，负责搬运沙袋等物资，并堆放在低洼部位入口处，防止路面积水流入地下室。

（五）灾害应急工作步骤

1. 应急前期工作：预防与准备

预防：灾害警报发布后配合灾害应急领导小组要求应变及待命；掌握灾害动态信息及相关对应防范措施。

准备：应急防灾物品的准备及确认；参与灾害应急领导小组工作会议，根据工作部署进行准备。

2. 应急中期工作：应急救灾

掌握院区内灾害损失情况，并提供现场所需的应急协助，进行有效的灾害控制；依受灾损失情况，分级呈报上级，并进行不同等级的救灾动员。

3. 应急后期工作：灾害复原

检查院内灾害损失情况，清点损失，并制作清单汇报给上级；协助和支持受灾损失部位进行复原和整修。

（六）灾害重点保障部位分级

一级重点部门：各类重症病房、手术室、急诊科、医院动力部门、氧气供应部门、财务收费部门、医院信息机房、病案室、综合档案室。

二级重点部门：其他档案室、检验科、放射科、超声影像科、心电功能科、药学部等。

三级重点部门：自底层向高层依次排列各科室。

（七）灾害应急演练——以台风、暴雨灾害为例

（1）以台风、暴雨灾害为例，根据医院所处地区及 HVA 分析结果，每年至少组织 1 次台风和暴雨等灾害性天气应急演练。

（2）应急演练前应编写应急演练方案，准备应急演练物资，提前公告通知。

（3）应急演练后应做好应急演练总结，对演练中发现的问题做好记录，提出整改措施，以便进行持续改进。

（4）台风暴雨应急演练脚本示例。

演练时间：2016 年 8 月 1 日（9:00 ～ 9:30）

灾害假想

因台风引起的急诊区负一层 120 急救中心严重透水事件演练；

收费处大厅玻璃幕墙被台风刮落砸伤行人事件演练；

现场总指挥：张三（分管后勤院领导）

演练步骤

第一，2016 年 8 月 1 日 9 时，医院行政总值班接到急诊大厅导诊台来电，报告受台风暴雨影响，急诊 120 急救中心处已经产生大量积水，雨水无法及时排出，楼道口大水仍不断向下流，很快将对医疗设备造成严重影响。

第二，行政总值班立即将该紧急情况向带班院领导及院长作了汇报。

第三，院长宣布立即启动台风暴雨应急预案。

第四，行政总值班通知分管后勤院领导张三立即赶赴现场指挥排险。

第五，行政总值班通知保障部负责人李四立即组织人员紧急抢险救灾。

第六，行政总值班通知院办公室、医务部、护理部、设备部等部门主任及时做好协调配合工作。

第七，9 时 10 分，张三及相关人员到达现场，简单察看后，作出现场协调安排。

①由行政总值班人员立即通过院内广播进行通知，告知全院员工天气气候情况和防台风暴雨的相关注意事项；

②医务部和护理部随时做好抢救受伤人员的准备，听候指令；

③设备部做好抢救医疗设备的准备；

④保卫部安排人员设置隔离设施引导车辆和行人离开危险区域；维持现场秩序、疏散点及疏散路线的秩序；并加强其他低洼地带的受灾情况巡查；

⑤保障部立即组织抢险救灾，由李四给保障各班组明确任务：

A. 后勤维修部门马上架线，接上照明，保障暗处能顺利工作和抽水泵的用电需求，并安排人员将各外围通道入口架设限位挡水板，防止雨水泼入（图 10-1），此项工作由张某和王某负责；

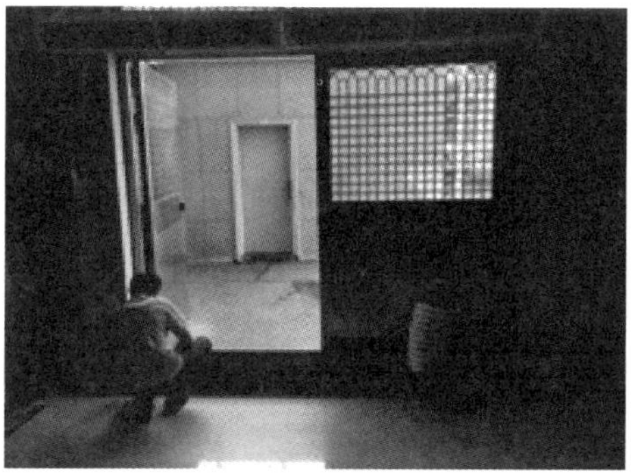

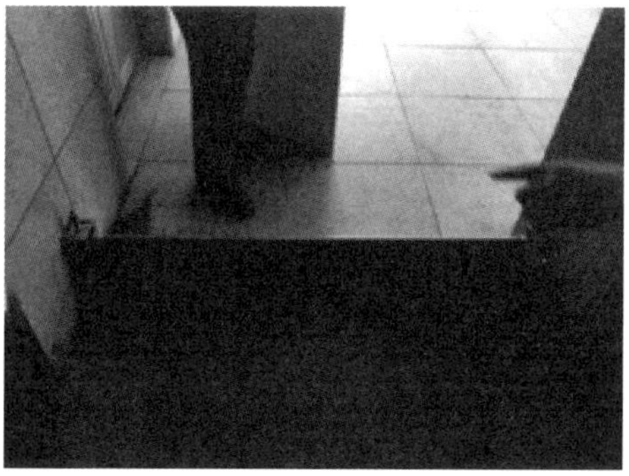

图 10-1 工作人员在外围通道入口架设限位挡水板

B. 物流保洁单位赶到病房楼应急物资储备箱拉沙袋，堵住流往楼里的大水，此项工作由夏五负责；

C. 接通电源，架设好排水带，开启抽水泵将水引出楼外，此项工作由许六负责；

D. 组织物流保洁人员转运泡水物资，分发救援物资，并安排人员操作吸水车进行地面吸水，此项工作由林七负责；

E. 组织物流保洁人员清理楼道脏物垃圾，疏通地下室的水管及地漏，此项工作由陈八负责；

F. 通知维修外包单位尽快安排拆除排气管损坏部分和加固设施，此项工作由倪九负责。

第八，9 时 30 分抢险救灾结束。现场指挥张三宣布演练结束。

（5）其他事项：

①曾甲和钟乙担任观察员，从演练开始到结束，负责记录好各部门疏散、抢险救灾，人员到位及岗位上的各个时间段的操作情况；

②现场指挥宣布演练结束后，各小组清点现场物资、设备工具复位；

③组织各小组召开演练讨论会，总结演练效果，提出改进意见。

（6）应急演练记录表示例，见表 10-2。

表 10-2 台风、暴雨应急演练记录表

<table>
<tr><td>预案名称</td><td colspan="2">台风暴雨应急演练</td><td>演练地点</td><td>2 号楼</td><td>等级</td><td>院级</td></tr>
<tr><td>组织部门</td><td>保障部</td><td>总指挥</td><td>***</td><td>演练时间</td><td></td><td>2016. 8. 1</td></tr>
<tr><td rowspan="5">参加人员</td><td colspan="6">保障部：李四、夏五、许六、林七、陈八、倪九……</td></tr>
<tr><td colspan="6">院办公室：汤某</td></tr>
<tr><td colspan="6">保卫部：赖某、江某、杨某等</td></tr>
<tr><td colspan="6">物流保洁：苏某、陈某、关某等</td></tr>
<tr><td colspan="6">其他部门：连某等</td></tr>
<tr><td>演练类别</td><td colspan="6">√实景演练 □桌面推演 □全部预案 □部分预案</td></tr>
<tr><td>物资准备和人员培训情况</td><td colspan="6">按照《应急保障物资清单》《应急维修物资清单》准备物资；在演练前进行各科室参与人员分工协调会</td></tr>
<tr><td>演练过程描述</td><td colspan="6">因台风引起的急诊楼负一层发生严重透水事件演练。
总指挥 *** 宣布立即启动台风暴雨应急预案，现场指挥张三立即赶赴现场排险；保障部负责人李四立即组织人员紧急抢险救灾；院办公室、医务部、护理部、设备部等部门负责人及时做好协调配合工作</td></tr>
<tr><td rowspan="4">演练效果评价</td><td>人员到位情况</td><td colspan="5">√迅速准确 □基本按时到位 □个别人员不到位
□重点部门人员不到位
√职责明确：操作不够熟练
□职责不明确，操作不熟练
观察员：曾甲、钟乙</td></tr>
<tr><td>物资到位情况</td><td colspan="5">√充分、有效 □准备不充分 □物资严重缺乏个人防护
□全部人员防护到位 √个别人员防护不到
□大部分人员防护不到位
观察员：曾甲、钟乙</td></tr>
<tr><td>协调组织情况</td><td colspan="5">总体组织：□准确高效 √协调基本顺利
□效率低，待改进
分组分工：√合理高效 □基本合理能完成任务
□效率低没完成任务
观察员：曾甲、钟乙</td></tr>
<tr><td>实战效果评价</td><td colspan="5">√达到预期目标 □基本达到目的，部分环节有待改善
□没有达到目标需重新演练
评价人员：张三</td></tr>
</table>

续表

<table>
<tr><td>预案名称</td><td colspan="2">台风暴雨应急演练</td><td>演练地点</td><td>2 号楼</td><td>等级</td><td>院级</td></tr>
<tr><td>组织部门</td><td>保障部</td><td>总指挥</td><td>***</td><td>演练时间</td><td></td><td>2016. 8. 1</td></tr>
<tr><td colspan="3">存在问题</td><td colspan="4">改进措施</td></tr>
<tr><td colspan="3">1. 总值班人员未对天气气候情况进行播报
2. 保卫部人员设置隔离不及时
3. 保安人员到位不及时
4. 保安人员未对低洼地带进行巡查</td><td colspan="4">1. 加强对总值班人员应对台风暴雨突发事件的应急流程
2. 加强对安保人员的培训</td></tr>
<tr><td>预案充分性评审</td><td colspan="6">√完全满足应急需求 □基本满足，需完善
□不充分，必须修改</td></tr>
<tr><td>记录人：曾甲、钟乙</td><td colspan="2">科班主任：李四
委员会主任：***</td><td colspan="4">委员会主任：***</td></tr>
<tr><td>时间：×××</td><td colspan="2">时间：×××</td><td colspan="4">时间：×××</td></tr>
</table>

（7）台风、暴雨应急演练观察表，见表 10–3。

表 10-3 台风、暴雨应急演练观察表

步骤	内容	到位情况	存在问题	记录人员	记录时间
1	总值班将紧急情况向代办领导及院长汇报	√		曾甲	9:06
2	院长宣布启动台风暴雨应急预案，并启动全院广播地点 +119	√		曾甲	9:07
3	总值班通知张三赶赴现场指挥排险	√		钟乙	9:07
4	总值班通知后勤保障负责人李四组织人员紧急抢险救灾	√		曾甲	9:08
5	总值班通知院办公室、医务部、护理部、设备部、保卫部等部门负责人做好协调配合工作	√		曾甲	9:08
6	总值班人员通过广播通知，告知全院员工天气气候情况和防台风暴雨的相应事项	×	值班人员未对天气气候情况进行播报	曾甲	——

续表

步骤	内容	到位情况	存在问题	记录人员	记录时间
7	医院部和护理部做好抢救受伤人员准备，听候指令	√		钟乙	9:10
8	设备部做好抢救医疗设备准备	√		曾甲	9:12
9	保卫部安排人员设置隔离设施引导车辆和行人离开危险区域	√	保卫科人员设置不及时	曾甲	9:18
10	保卫部安排人员维持现场秩序，疏散点及疏散路线秩序	×	保安人员到位不及时	钟乙	9:19
11	保卫部安排人员加强其他低洼地带的受灾情况巡查	×	保安人员未对低洼地区进行巡查	曾甲	——
12	后勤维修部门马上架线，接上照明，保障暗处能顺利工作和抽水泵的用电需求，并安排人员将各外围通道入口架设限位挡水板以防止雨水泼入	√		钟乙	9:15
13	物流保洁单位赶到病房楼应急物资储备箱拉沙袋，堵住流往楼里的大水	√		曾甲	9:15
14	后勤维修人员接通电源，架设好排水带，并安排人员操作吸水车进行地面吸水	√		钟乙	9:16
15	物流保洁员工转运泡水物资，分发救援物资，并安排人员操作吸水车进行地面吸水	×	救援物资到位不及时	曾甲	9:20
16	物流保洁人员清理楼道脏物垃圾，疏通地下室的水管及地漏	√		曾甲	9:22

续表

步骤	内容	到位情况	存在问题	记录人员	记录时间
17	张三宣布演练结束				9:25
员工角色正确执行率			90%		
记录人员签字：曾甲、钟乙					
1. 观察人员：设置 2 名以上观察人员，以便数据验证 2. 到位情况：执行到位打“√”　执行不到位打“×”并填写问题					

二、案例分享

2016 年 9 月 15 日，“莫兰蒂”台风在福建省厦门市登陆，登陆时强度为强台风级（最大风力 48m/s）14~15 级。“莫兰蒂”不仅是新中国成立以来闽南地区遭遇的最强台风，同时也是 2016 年全球最强台风。受超强台风“莫兰蒂”影响，厦门许多地方断水断电，大树被连根拔起，广告牌被卷飞，护栏铁皮被刮走，房屋进水。但作为福建省南部省级区域医疗中心的厦门大学附属第一医院，在台风期间从未停电、停水、停气。台风肆虐之际，全城面临严峻考验，医疗救治事关百姓生命健康，更是不容丝毫闪失。厦门大学附属第一医院在厦门市委市政府的领导指挥下，在厦门市卫生计生委的统一部署下，全院职工同心协力，按照防台风应急预案，有条不紊地沉着应对。全院员工坚守岗位，保证供水、供电、供氧系统正常使用，医院各项工作正常运行，有效地保障了患者的安全。

作为福建省首家通过JCI认证的医学中心医院，对于各种可能发生的突发事件，医院都有详细的应急预案，而且都进行了培训和演练，因此，即使面对超强台风，仍可临危不惧。当台风来临之时，厦门大学附属第一医院立刻启动 I 级应急预案，整个医院有条不紊地进行抗台风工作，为患者提供了安心的就诊环境。

（一）五重防护保证电供应

厦门大学附属第一医院在三个回路市电供给的基础上，配备了三台大功率发电机，并且与厦门市供电公司开展发电车实地应急供电演练，在多重保障之下，确保医疗用电需求无忧。同时，也突破了备用发电机只需供应手术室、重症医学科的传统观念。根据医院医疗工作运行情况，认真梳理院内供电范围，重新制定了医院重点科室用电负荷，将各部位分三个等级，根据实际需求逐级响应保障，科学有序地保障医疗用电，以减少大规模停电情况对医院的影响，基本满足医疗需求。“莫兰蒂”台风袭击当夜，院内共出现五起断电，后勤维修部门在三个回路中来回切换。根据每个季度开展的停电演练和培训，所有切换都很顺利。每个工作人员都熟练掌握了切换电的技术，在15分钟内及时恢复供电，保障了全院用电需求。

（二）停水时迅速启动供水车

台风来袭后，厦门市水厂及泵站因外部供电原因，无法正常供水，医院后勤保障部门随即启动用水应急管制，对于宿舍、办公区域及附属用房等非医疗区域的用水进行限制，优先确保一级医疗用水需求。同时，按照应急处置程序报告领导，迅速与水务集团联动，启动应急供水车供水。停水也对厦门市的血液透析患者造成生命威胁，连续三天在其他医院尚未恢复供水时，唯有厦门大学附属第一医院按灾害应急演练程序，启动供水车供水，是全厦门市唯一一家能保证患者血液透析治疗，并帮助厦门市其他医院患者完成了透析任务的医院。

（三）双罐双回路供氧保障充分

台风登陆之前，厦门大学附属第一医院后勤保障部门根据灾害预警提前部署，储备足够的氧气，重点区域采用双罐双回路，并将汇流排供氧作为双罐双回路故障的替代解决方案。台风期间，工作人员在巡查时发现液氧罐气化器被折断的大树枝丫压到，根据平时应急演练的情况，及时发现、及时清理，未对医院氧气供应造成任何影响。

（四）台风应急总结与结果分析

1. 台风应急总结

“莫兰蒂”台风登陆时，厦门大学附属第一医院62名后勤保障工作人员彻夜守护。处理院内断电案件5起，在规定时间内及时恢复供电，并保障了全院电梯安全，在台风来临时将易进水的电梯升至最高层，防止因电梯渗水造成医院经济财产的损失，对出现故障的电梯做好安全处置；物流保洁部门在各电梯、各出入口堆放沙袋防止雨水渗入，并对部分积水楼面路段启用吸水机吸干、定期派遣人员清扫积水，并在台风期间做好病人转运交接工作；后勤维修部门受理了全院10多起因门窗质量问题导致屋内漏水事件，并在狂风暴雨下及时对2号病房楼楼顶大面积积水做好排水消堵工作。台风过后，及时清理路面障碍物，保证路面畅通。

2. 应急结果分析

（1）检验了防台风应急预案运行的通畅性、各部门班组之间的协调作战能力，强化了应急救援和协调机制。

（2）体现了应急体制下，各责任人均能熟悉各自的工作职责，在意外事件下应急反应迅速。在台风来临前后，均能有条不紊地投入到应急抢险工作中。

（3）此次台风应急救援物资准备充分，全部有效。

三、应急物资准备

为有效应对极端天气灾害，各级医院应当做好应急物资管理工作，根据应急反应特点，科学地做好应急物资分类，做到目录明确、渠道畅通，并根据救援需要，确保应急物资及时到位。

（一）应急物资的管理

（1）应急物资管理人员每个月应对存放的应急物资进行清点和检查，确保各类应急物资处于正常可用状态。如有效期限的物资，应保证其处于有效期内。

（2）未经后勤保障部门负责人同意，不得擅自动用应急物资。

（3）当气象部门发布极端天气预警时（如Ⅲ级以上台风预报），在灾害影响期间，允许根据实际影响情况使用应急物资进行防灾抗灾，领用物资人向应急物资管理人员提供有效收条，并说明用途。

（4）应急物资使用完毕，应及时归还。如为一次性耗材的，则由应急物资管理人员向后勤保障部门作出情况说明，并及时补充规定数量的应急物资储备。

（5）应急物资管理人员或任何工作人员发现缺少某项确有常备需要的应急物资的，可向设备物资部提出书面申请报告，经批准后，采购入库。

（二）极端天气应急保障物资清单

极端天气应急保障物资，见表 10-3。

表 10-3 极端天气应急保障物资清单

编号	物资名称	型号说明	单位	数量	存放地点	保管人
1-1	手电筒	防水型	支	10	后勤保障库房	杨 **
1-2	探照灯		只	5	后勤保障库房	杨 **
1-3	电池		节	20	后勤保障库房	杨 **

续表

编号	物资名称	型号说明	单位	数量	存放地点	保管人
1-4	多功能接线盘	30m	盘	1	后勤保障库房	杨 **
1-5	雨披		件	6	后勤保障库房	杨 **
1-6	雨鞋		双	10	后勤保障库房	杨 **
1-7	防护面罩		只	2	后勤保障库房	杨 **
1-8	安全帽		顶	3	后勤保障库房	杨 **
1-9	防护手套		双	5	后勤保障库房	杨 **
1-10	安全救生绳		条	2	后勤保障库房	杨 **
1-11	铁锹		把	5	后勤保障库房	杨 **
1-12	铁线	10#、12#	公斤	2	后勤保障库房	杨 **
1-13	应急工具箱		套	1	后勤保障库房	杨 **

（三）极端天气应急维修物资清单

极端天气应急维修物资，见表 10-4。

表 10-4 极端天气应急维修物资清单

编号	物资名称	型号说明	单位	数量	存放地点	保管人
2-1	手电筒	防水型	支	10	后勤维修中心	刘 **
2-2	应急照明灯		盏	4	后勤维修中心	刘 **
2-3	橡皮电缆	30m	卷	1	后勤维修中心	刘 **
2-4	配电盘	30m	副	4	后勤维修中心	刘 **
2-5	多功能接线板	3m	块	3	后勤维修中心	刘 **
2-6	跨接线	全规格	套	1	后勤维修中心	刘 **
2-7	断路器	全规格	个	18	后勤维修中心	刘 **
2-8	抽水泵	扬程 15m	台	1	后勤维修中心	刘 **
2-9	抽水泵	扬程 20m	台	2	后勤维修中心	刘 **
2-10	雨披		件	3	后勤维修中心	刘 **

续表

编号	物资名称	型号说明	单位	数量	存放地点	保管人
2-11	雨鞋		双	3	后勤维修中心	刘 **
2-12	安全帽		顶	3	后勤维修中心	刘 **
2-13	防护手套		双	3	后勤维修中心	刘 **
2-14	安全救生绳		条	2	后勤维修中心	刘 **
2-15	铁锹		把	5	后勤维修中心	刘 **
2-16	铁线	10#、12#	公斤	2	后勤维修中心	刘 **
2-17	应急工具箱	含钳子、螺丝刀等	套	1	后勤维修中心	刘 **
2-18	沙袋		个	100	后勤维修中心	刘 **

第二节　大型公共卫生事件应急预案要点与案例分享

一、大型公共卫生事件应急预案要点

（一）编制目的和依据

为了在发生大型公共卫生事件时，能够及时、有序、高效地开展医疗防治工作，最大限度地减少病人的死亡和流行病的传播，尽快恢复正常的生活和社会秩序。根据《中华人民共和国突发事件应对法》《中华人民共和国传染病防治法》《突发公共卫生事件应急条例》《国家突发公共卫生事件应急预案》，结合医院实际，制订本预案。

大型公共卫生事件是指已经发生或者可能发生的，对公众健康造成或者可能造成重大损失的传染病疫情和不明原因的群体性疫病，还有重大食物中毒和职业中毒以及其他危害公共健康的突发公共事件。

（二）应急处理程序要点

1. 处理原则

（1）进入感染区域（门急诊、病房）诊断治疗护理病人时，应注意医护人员的安全防护。

（2）一旦疫情扩散，指导做好相应防护。

（3）按照相关规定，做好确诊病人接触人群的隔离。

2. 明确职责

明确医院分管院长作为大型公共卫生事件管理的第一责任人，全面负责突发大型公共卫生事件的风险防控及应急处置工作。医务部门负责大型公共卫生事件中病人的诊治工作。后勤保障部门负责大型公共卫生事件应急设施维护及事件中的安全警戒工作。资产管理部门负责大型公共卫生事件应急物资保障工作。

3. 应急演练

每年至少组织一次大型公共卫生事件应急演练。应急演练前，应编写应急演练方案，准备应急演练物资。应急演练结束后，应做好应急演练总结，对演练中发现的问题做好记录，及时整改。

4. 公共卫生事件处置流程

公共卫生事件按发现病例数多少，可分为三类：第一类少于 3 人，第二类少于 10 人，第三类大于等于 10 人。

（1）发现病例少于 3 人：范围可控，不至于对全社会造成重大影响。

①病例隔离诊治，同时上报上级医疗主管部门，由医务部门牵头。

②病例诊治过程中，需要的各类物资，病例产生的分泌物、排泄物等传染性物品，由后勤保障部门处置。

③病例诊治所需的医疗仪器设备，由资产管理部门落实。

（2）确诊 3 ~ 10 名病例，对社会造成潜在的危害。

①积极诊治确诊病例，上报疫情，查找传染源及传播途径。

②立刻上报医院分管后勤副院长，分管副院长根据事件情况安排后勤保障各项措施，以及传染源的控制和处置。

（3）确诊病例大于 10 例，对社会稳定和公众人身安全造成严重威胁。

①全力救治病例，早发现、早治疗。病人情况向全社会公布，每天一报。

②落实专门区域，安置可疑病例和接触病例，严格控制疫情传播，做好各类

人群的后勤保障工作。

5. 应急结束

经确认病例都已痊愈，隔离观察群众也已超过发病期后，向医院分管副院长报告，分管副院长根据情况决定是否终止应急。应急演练结束后，应急现场工作人员撤除警戒，恢复现场正常状态。

6. 事件调查及上报

（1）应急演练结束后，应对大型公共卫生事件的发生进行调查分析，调查分析要遵循实事求是的原则，对事件的发生时间、地点、起因、过程和人员发病率及传染性等情况进行细致的分析，找出存在的问题，并认真做好调查记录，记录要妥善保管。

（2）大型公共卫生事件调查分析结果，应形成书面报告经医务部门审核后，上报分管医疗工作的副院长，分管副院长根据调查分析报告，对相关部门及应急小组提出相应的改进意见。

7. 人员保护

（1）进入现场的医护人员必须配备必要的个人防护用品，防护服、防护口罩、防护眼镜、手套（橡胶手套、乳胶手套）、鞋套、长筒胶靴、医用工作服、医用工作帽、全面型呼吸防护器。

（2）疑似病例尽早治疗。

（3）与确诊者密切接触的人群，医学观察。

（4）应急处理时严禁单独行动，严格按专家组制订的方案执行。

8. 大型公共卫生事件感染源的处置

（1）对疫情发生的，消灭感染源处理和无害化处理。

（2）对相应更大范围的预防性消毒。

（3）洗手：接触确诊和疑似病例后，接触感染伤口和血液、体液、分泌物、排泄物，离开隔离区、ICU 等污染区，接触了被污染的物品后。

9. 大型公共卫生事件中确诊病例排泄物的处理

（1）稀薄的，每 1000mL 加漂白粉 50g，搅拌均匀放置 2 小时。

（2）成形粪便，20% 漂白粉乳剂 2 份加在 1 份粪便中，混匀作用 2 小时。

（3）对厕所的粪便可以集中消毒处理，按粪便量的十分之一加漂白粉，搅匀加湿后，作用 24 小时。

二、案例分享

H7N9型禽流感是一种新型禽流感，2013年3月底在上海和安徽两地率先发现。H7N9型禽流感是全球首次发现的新亚型流感病毒，尚未纳入我国法定报告传染病监测报告系统，2013年4月初尚未有疫苗推出。被病毒感染均在早期出现发热等症状，2013年4月尚未证实此类病毒是否具有人传染人的特性。2013年4月经调查，H7N9禽流感病毒基因来自东亚地区野鸟和中国上海、浙江、江苏鸡群的基因重配。截至2015年1月10日，全国已确诊134人，37人死亡，76人痊愈。病例分布于北京、上海、江苏、浙江、安徽、山东、河南、台湾、福建、东莞、汕尾等地。

1. 防治经过

根据诊疗方案，应对临床诊断和确诊患者进行隔离治疗。对症治疗可吸氧、应用解热药、止咳祛痰药等，并应尽早应用抗流感病毒药物。同时印发的《人感染H7N9禽流感疫情防控方案（第一版）》明确规定，同时具备4项条件的病例为监测病例：发热（腋下体温≥38℃）；具有肺炎的影像学特征；发病早期白细胞总数降低或正常，或淋巴细胞分类计数减少；不能从临床或实验室角度诊断为常见病原所致肺炎。防控方案要求，各级各类医疗机构发现符合监测定义的病例后，须于24小时内进行网络直报。各级各类医疗机构发现人感染H7N9禽流感疑似病例、确诊病例后，应当于2小时内进行网络直报。国家卫生和计划生育委员会当日还下发通知，要求各地加强人感染H7N9禽流感疫情防控工作，实行人感染H7N9禽流感病例个案报告制度。自4月4日起，在已报告确诊病例的省份启动疫情信息日报告制度。通知要求，一旦发现病例，要及时报告，并加强密切接触者追踪管理、疫情溯源、流行病学调查和实验室检测等工作。

2. 治疗方案

（1）2013年4月3日发布。

国家卫计委2013年4月3日印发《人感染H7N9禽流感诊疗方案、防控方案》及《医院感染预防与控制技术指南》。根据《人感染H7N9禽流感诊疗方案（2013年第1版）》，人感染H7N9禽流感传染源目前尚不明确，根据以往经验及本次病例流行病学调查，推测可能为携带H7N9禽流感病毒的禽类及其分泌物或排泄物。传播途径为经呼吸道传播，也可通过密切接触感染的禽类分泌物或排泄物等被感染，直接接触病毒也可被感染。现尚无人与人之间传播的确切证据。现阶段高危人群主要是从事禽类养殖、销售、宰杀、加工业者，以及在发病前1周内接触过禽类者。诊疗方案指出，人感染H7N9

禽流感潜伏期一般为7天以内。患者一般表现为流感样症状，如发热、咳嗽、少痰，可伴有头痛、肌肉酸痛和全身不适。重症患者病情发展迅速，表现为重症肺炎，体温大多持续在39℃以上，出现呼吸困难，可伴有咯血痰；可快速进展出现急性呼吸窘迫综合征、纵隔气肿、脓毒症、休克、意识障碍及急性肾损伤等。

（2）2013年4月10日发布。

国家卫计委2013年4月10日晚再次发布《人感染H7N9禽流感诊疗方案》：自2013年2月以来，上海、安徽、江苏、浙江先后发生不明原因重症肺炎病例，其中确诊人感染H7N9禽流感33例，9例死亡，均为散发病例。

对于社会广泛关注的病毒传染源问题，目前已经在禽类及其分泌物或排泄物分离出H7N9禽流感病毒，与人感染H7N9禽流感病毒高度同源。传染源可能为携带H7N9禽流感病毒的禽类。现尚无人际传播的确切证据。

3. 案例分析

（1）H7N9病人尸体，尽快火化。

（2）集中扑杀后的大量动物尸体，焚烧或喷洒消毒剂后，在远离水源的地方深埋，必须防止水源污染。

（3）确诊和疑似H7N9病人的餐具消毒：首选煮沸消毒，15分钟；或0.1%过氧乙酸浸泡20分钟；或含有效氯500mg/L的含氯消毒剂浸泡20分钟。

（4）确诊和疑似H7N9病人的纺织品消毒：耐热纺织品，煮沸消毒30分钟或用含有效氯250mg/L消毒剂浸泡30分钟；不耐热纺织品，用过氧乙酸熏蒸消毒，消毒时将消毒的纺织品悬挂在密闭的房间，按每立方米15%过氧乙酸7mL，放置在容器中，加热熏蒸2小时。

（5）运输工具的消毒：车船内外表面和空间，0.1%过氧乙酸或含有效氯500mg/L的含氯消毒剂喷洒至表面湿润，作用1小时。

（6）垃圾：尽可能焚烧，也可喷洒含10000mg/L有效氯消毒剂，作用1小时以上，并深埋。

（7）污水：含氯达4~6mg/L。

（8）空气消毒：密闭门窗，按每立方米15%过氧乙酸7mL（$1g/m^3$），加热熏蒸1小时；或0.5%过氧乙酸（$8mL/m^3$）气溶胶喷雾消毒30分钟。

4. 防控警示

为做到早发现、早报告、早诊断、早隔离、早治疗人感染H7N9禽流感病例，控制疫情的传播、蔓延，保障人民群众身体健康和生命安全。

（1）早期发现人感染 H7N9 禽流感病例。

（2）规范病例发现、报告、流行病学调查、实验室检测、密切接触者管理等疫情处置工作。

（3）指导各个地区开展人感染 H7N9 禽流感疫情防控工作。

三、应急物资准备

（一）配备原则

各医疗卫生机构根据大型公共卫生事件发生、发展、处置、预防的特点，进行资源配置。

（二）配备要求

大型公共卫生事件发生时，所需的应急物资应符合实用性、功能性、安全性、耐用性以及各医疗机构实际需要的原则，应满足医疗救护现场院前应急处置和医院应急隔离病房、ICU 等医护人员所承担诊治任务的需要。

（三）配备内容

（1）应急物资应包括但不限于以下内容：医疗诊治、个体防护、警戒、通信、转移病人、洗消等物资及其他器材。

（2）配备要求：在医院集中诊治区域和 ICU 中心，应急医用物资应存放在专用柜或指定地点，应急物资配备标准应符合表 10-5 的要求。

表 10-5 大型公共卫生事件应急物资医院配备标准

序号	物资名称	物资作用	配备	备注
1	床、床头柜	救治病人	若干	
2	被服	救治病人	若干	
3	桌椅	救治病人	若干	
4	监护仪	救治病人	3 台	
5	氧气装置	救治病人	1 套	
6	呼吸机	救治病人	3 台	
7	床旁 X 光机	检查	1 台	
8	移动式紫外线灯	空间消毒	1 台	

续表

序号	物资名称	物资作用	配备	备注
9	过氧乙酸	物品消毒	若干	
10	含氯消毒剂	物品消毒	若干	
11	手消毒剂	洗手	若干	
12	垃圾袋	病人废弃物收集	若干	
13	治疗车	移动抢救	2 部	

（3）医护人员个人应急防护配备要求：医护人员的个人防护装备配备标准应符合表 10-6 的要求。

表 10-6 大型公共卫生事件医护人员应急装备配备标准

序号	名称	主要用途	备份比	备注
1	隔离衣	个人防护	每人 1 套	
2	连体防护衣	个人防护	每人 1 套	
3	脚套	个人防护	若干	
4	帽子	个人防护	若干	
5	口罩	个人防护	若干	
6	眼罩	个人防护	若干	
7	手套	个人防护	若干	

（4）管理和维护。

①医院应建立大型公共卫生事件应急物资制度和台账，主要包括：物资清单，物资使用管理制度，物资测试检修制度，物资租用制度，资料管理制度，物资调用和使用记录，物资检查维护、报废及更新记录等。

②大型公共卫生事件的应急物资应明确专人管理；严格按照产品说明书要求，对应急物资进行日常检查、定期维护保养；应急物资应存放在便于取用的固定场所，摆放整齐，不得随意摆放、挪作他用。

③应急物资应保持完好，随时处于备战状态；物资若有损坏或影响安全使用的，应及时修理、更换或报废。

④应急物资的使用人员，应接受相应的培训，熟悉装备的用途、技术性能及有关使用说明资料，并遵守操作规程。

第三节 不可抗力（地震）应急预案要点与案例分享

地震是造成大面积影响的灾难，能对医疗建筑造成不同程度的损坏。所以无论前方医院和后方医院，地震后面临的首要问题是医院是否还能继续使用。这也是地震时医院后勤保障工作面临的首要问题。

一、地震时医院后勤保障工作特点

汶川地震中，绵阳市中心医院（前方医院）房屋损毁严重，受损面积约40000 ㎡，涉及全院所有部门，采取措施包括：及时排查，保证震后业务用房的迅速启用，并请专家来院对医院房屋进行鉴定；按房屋鉴定小组的评估意见，分为可以使用、加固使用和停止使用等；搭建临时医疗用房，尽力保存医疗救护能力。

四川大学华西医院（后方医院）面临的问题同样是医疗建筑的安全问题，必须组织人员对建筑物总体结构进行检查，确认其总体结构是否受损，判断是否可以继续使用。经工程师现场查看后得出的结论是可以使用，仅需要对部分建筑附属结构进行清理，如墙砖、吊顶、瓦片等，避免人员受伤，并在余震后继续关注建筑安全问题。

地震后，医院提出了对建筑的安全性做鉴定的问题，但汶川地震后所有的房屋安全都是由医院自行鉴定或自行聘请专家鉴定。这种鉴定方法存在的关键问题是：什么级别的专家才具有鉴定资质，地震后医疗建筑鉴定意见是否合法有效。

医疗机构评审联合委员会（The Joint Commission on Accreditation of Healthcare Organizations，JCAHO）提出的医院应急计划的第一条就是“进行医院在灾难或其他危害事件中的危害评估”，其中就包括了对医疗建筑的评估工作。意大利在1980 年南部地震后，首次进行了系统化的灾后建筑应急危险度判定。日本作为多地震国家，在 1995 年阪神地震后，首次应用了灾后建筑应急危险度判定系统，对46 610 栋建筑物进行了应急危险度判定，效果显著。

近年来，我国许多事件，如 2008 年的冰灾、地震等，都对医院造成了损害，导致其救援功能无法得到很好地发挥。我国建筑主管部门应该建立对公共建筑安全迅速有效的应急鉴定机制，建立一支符合资格并且数量充足的灾后建筑应急危险度判定检查员队伍，将医疗建筑安全加以法制化建设。一方面能够最大限度地保存医院救治能力；另一方面也能避免将医务工作人员和伤员置于危险的环境之中。

JCAHO（2008）急诊管理标准中提出的应急处理计划（Emergency Management Operations Plan，EOP）中指出：需要定义当医院灾后 96 小时内不能被提供支持时，医院应有的应对能力和应做的努力，包括被临时关闭和撤离，该应急处理计划还要求设定突发事件期间一旦医院病房无法使用时病人治疗的备用地点。所以对于医院来说，应该建立撤离应急计划，并预先设定危重病人的替代治疗场所，这是前方医院应急准备的重点。

安卓米尔斯特（Andrew Milster）利用医学搜索引擎 Medline 和 Health star 搜索 1977–1999 年期间所有与医院相关的灾难反应文献，总结出对医院破坏最常见的问题和原因，包括：

（1）通信系统——主要由于硬件破坏，电力中断，通信过度拥挤；

（2）电力系统——呼吸机、吸痰器等停止工作，照明缺失，电梯无法使用等；

（3）供水系统——冷却系统、抽吸系统、血液净化系统等受到影响；

（4）建筑结构——结构性破坏和非结构性破坏，如 1973 年以来美国加州地震，13% ~ 14% 的人是由于非建筑结构问题死亡，包括通信设备、悬挂重物等；

（5）危害物质暴露——医院常见危险物质包括杀虫剂、氨气、酸性物质、其他挥发性有机气体；

（6）人员疏散——在自然灾害（如地震、水灾等）中需要掌握有效撤离的办法；

（7）资源与人员的运用——包括医院面临的突然增加的病人、突然增加的物资需求，外来志愿者及医务人员，工作人员与志愿者的食宿问题，安全秩序的维护，物资和捐赠品的管理，众多的家属及媒体等。

从中可以看出，灾害破坏的设备设施基本都涉及后勤保障最重要的工作：通信、建筑、能源等，这些对于医院都是致命的破坏。

我国大部分医院现有的自我保障能力都是建立在医院建筑安全可用的基础之上的。对于前方或重灾区医院，其自我保障能力毕竟有限，这也从客观上决定了前方医院的工作主要是抢救性和损失控制性救治。对于后方医院来说，由于医疗建筑本身未受到安全性损坏，或可以通过一些补救措施加以控制损坏，其地震的应急工作是否有效主要源于日常的准备计划。因为后勤保障系统通常需要强大的建筑、设备等硬件支持，如医疗建筑规划、能源保障等，这些条件在应急情况下很难迅速调集，需要在日常工作中进行系统的准备。另外，如临时通信、医院秩序、交通、生活支持等可以通过应急策略加强管理，以保证医疗救援工作的正常进行。

二、案例分享

医院在地震应急阶段需要的后勤保障中，许多是需要通过日常建设和准备来完成的，如医疗建筑的规划以及医院的能源支持保障。

（一）医院建筑规划时应充分考虑应急工作

在各种灾害性事件发生后，医院是医疗救治工作的主要承担者，在医院应急管理中，合理进行医院建筑的设计与规划，将有效提高医院的应急能力，减少医院自身损坏，提高医疗救治能力。

（1）医疗建筑应该预留充足的疏散空间。地震等大型灾难发生时第一反应就是人员的顺利疏散，也是医院应急准备的重要内容之一。在医疗建筑设计中，应该留存有足够的人员疏散空间，以确保人员安全疏散，避免踩踏事件的发生。

（2）在建筑设计时，急诊科应该预留足够的应急储备空间。各种突发性公共卫生事件发生后，医疗救援的第一战场都是急诊科。所有人员也将第一时间涌入急诊科，所以急诊科规划足够的治疗与接待人员预留空间是非常必要的。

美国应急准备专家柯蓓丽（Kimberly）回顾了“9·11”事件发生后，弗吉尼亚阿灵顿医学中心（Virginia Hospital Center–Arlington）的应急准备问题。发现在应急救援过程中该院没有急诊的附加治疗区域，使迅速涌向急诊的伤员、医务人员、家属、志愿者、记者等造成拥堵，媒体、信息发布中心、指挥中心等功能区也无法有效区隔。该院在应急时也没有考虑足够的急诊通道，其急诊通道与医院的主要通道重合，造成交通拥挤。

（3）建筑规划时应注意应急交通顺畅。在大型医疗救援工作时，急诊往往是人员聚集的场所；同时应考虑车道的通畅，考虑足够的、安全的急诊通道，急诊通道的设计避免与医院的主要通道重合，造成应急时交通不畅。以下案例中，急诊交通形成了循环线路，避免了车辆掉头耽误救援时间。

四川大学华西医院在建筑设计时，急诊与门诊主入口完全分离，形成院内交通环线，且在急诊科前设计了足够的广场空间，这在面对大型灾害、大量伤员批量到达时具有重要的意义。“5·12”地震救援期间，在急诊科外的广场上设立了检伤分类、涂片检验、工作人员等待区、志愿者管理站、污染物品处理区等多个临时工作场所，较好地完成了伤员入院前的系列处理工作。同时，该广场最多时可同时停放 14 辆救护车，足够的空间确保了批量伤员同时到达时能够得到及时处理（见图 10–2）。

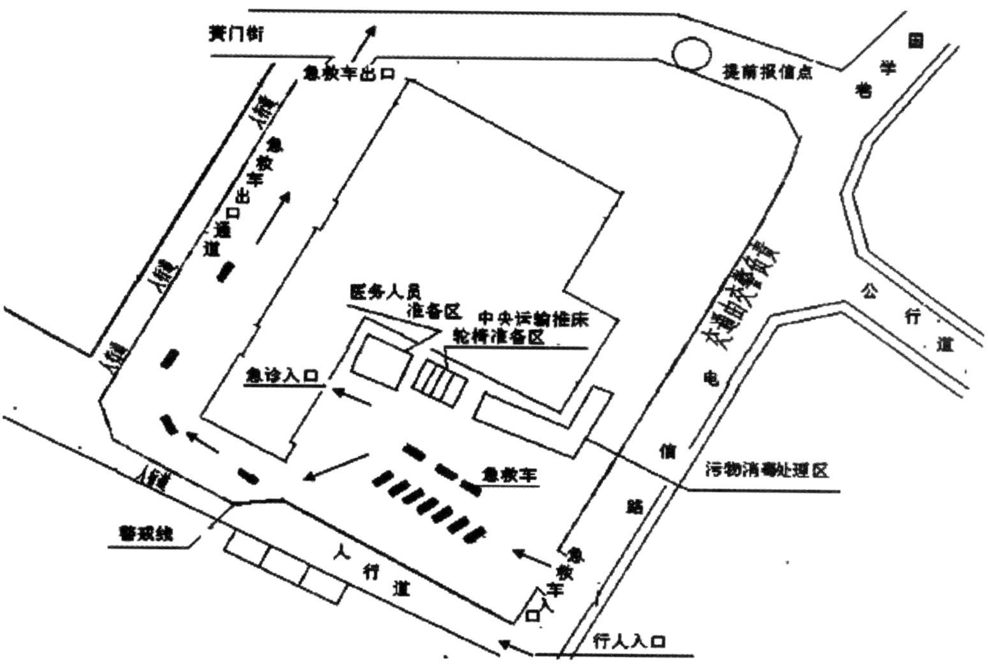

图 10-2 华西医院急救车循环通道示意图

（4）医院等公共建筑还应注意非结构部件的妥善处理。汶川地震中，华西医院主体建筑未受到影响，但多处非结构部件受损，如玻璃幕墙、墙砖等，虽然没有造成人员伤亡，但仍是灾害时医院应该注意的问题。非结构部件一般是指在结构分析中不考虑重力荷载的部件，如隔墙、楼梯踏板、框架填充墙、建筑外围墙板、雨篷、玻璃幕墙等，医院内还有医疗设备的维护结构，部分悬挂物也属于非结构部件。地震对建筑的非结构部件的摧毁程度往往比结构部件严重得多，特别是在病人行动不便的情况下，可能导致非结构部件造成的人员伤亡。

综上所述，在医院建筑设计中，为保障应急医疗救援的需要，应该注意保留足够的应急疏散空间，医院主入口与急诊入口分离，并在急诊入口处设计足够的空间用于应急救援的医疗活动；同时注意建筑装饰中减少非结构性的悬挂物及附属设施。

（二）医院的应急能源保障

医院能源供应包括水、电、气 / 汽等，涉及面广、影响大，是医院正常运行的基本保证。对于前方医院来说，因为医疗建筑损害，必须设立临时医疗点，临时医疗点的能源保障更是工作的必须。但是，对于地方医院来说，野外应急医疗能力毕竟有限，不可能设立大规模移动式的医疗站，导致其医疗救援能力有限。

所以前方医院更多的还是应该依靠外界帮助，或由军队提供强大的野外支持保障装备。

对于后方医院来说，做好医院日常的备用能源保障是非常必需的。面对地震灾难，迅速恢复能源供应是医院临床治疗的客观要求，备用能源的关键不在于排除故障（有时故障也难以排除），而在于提供第二能源供应。例如，在汶川地震发生过程中，华西医院的备用供水系统发挥了重要的应急保障作用。

2008 年 5 月 14 日中午，由于谣言传闻成都市水源受到污染，全市居民恐慌性蓄水，导致全市部分地区停水。为保障抗震救灾医疗救援工作的正常进行，华西医院立即启动深井水系统，将备用水源切换到供水环网，以同时保障各常规医疗业务区间断供水，重点部门（包括实验医学科、血液透析室、急诊、手术室、消毒供应室、医用气体站、洗浆房、锅炉房、营养科等）持续供水，使临床医疗救援工作未受到任何影响。

在灾害发生时，往往伴有能源供应的问题，要保持医院的有效工作状态，首先必须解决能源供应的问题。应急措施能够在抗震救灾期间发挥突出作用，最关键的原因在于重视日常应急备用能源系统的建设，在关键时候能够保障能源供给。

另外，在地震灾害应急时能源系统应对策略还包括：发生灾难时，医院应首先进行设备安全排查，排除能源系统安全隐患；协调有关部门对水质进行化验，以确保水质安全；会同环保局检查医院放射源震后安全情况等。

备用燃料虽然在应急过程中非常重要，是外部电力中断时医院连续工作的必要保障。但是对于医院来说，大量储存备用燃料存在一定的安全隐患，这也不符合我国目前的相关管理规定。所以，医院与能源供应部门提前签订应急供应合同是行之有效的方法之一。

三、应急物资准备

（一）医院应急通信策略

突发事件发生后，最重要的是要保持信息的通畅，医院才能够保持可靠的组织能力和沟通能力，以发现突发事件的相关情况，召集应急反应人员，指挥医院的整体应急行动。2008 年 5 月 12 日 14 时 28 分，汶川 8 级特大地震造成中国移动、中国联通、小灵通等所有移动通信中断，医院工作人员间的联系和应急工作安排无法有效开展。

1. 通过对讲机和广播通信系统开展应急指挥

华西医院在震后第一时间利用安全保卫部对讲机系统和消防广播通信系统建立应急通信平台，为指挥全院抗震救灾提供了畅通的通信方式，在早期应急指挥中发挥了巨大的作用。医院利用对讲机系统命令全体安全保卫工作人员坚守全院各片区工作岗位，迅速组织人员疏散，维护正常秩序，保障人员以及各片区重点部位安全，同时安排各片区安全保卫人员向各科室传达院领导指示，这成为医院地震后的第一条指令。

同时，医院还通过消防广播通信系统，对住院部各大楼人员通报地震信息，传达院领导对抗震救灾工作的安排，要求医护人员坚守岗位，安抚职工和病人及家属不要惊慌。各科室负责人迅速组织医务人员将危重病人分区域进行集中并作好治疗工作。消防广播确保了临床科室在最短的时间内了解情况，明晰工作重点，使院领导的决策和措施迅速落实。

2. 与外界建立有效通信渠道

通信策略不单是指院内对应急指挥的通信，还包括医院向外部权威机构通报应急反应启动的通信；应急反应启动后与外部权威机构沟通的通信等。前期最重要的通信是与地震局取得联系，了解此次地震的确切消息，明确后期的工作方向。

3. 建立应急信息发布渠道

地震后，华西医院向四川省地震局证实此次地震信息：此次地震是四川省汶川发生了7.8级地震，且地震属“主震－余震型”，余震会逐渐衰弱。华西医院各大楼设计为抗地震烈度8，此次地震医疗建筑安全。在确认上述消息后，华西医院通过110电瓶警用车向全院广播通知：安排病人和职工立即有序地返回各病房，开展正常的医疗和抗震救灾工作；并通过广播对院区内的病人、职工和群众进行了10余次地震常识巡回宣传，告知大家不要恐慌，回大楼病房是安全的。通过不断巡回宣传，稳定了院区内病人、职工和群众的情绪，绝大多数病人和群众在各科室医务人员的协助下陆续有序地返回病房。

（二）应急时医院秩序管理

“5·12”地震应急救援期间，来往于华西医院的人员包括：本院工作人员、外院参与救援人员、病人、家属、志愿者、维护和维修人员、供应商、政府、媒体及其他人员等，人员数量数倍于日常工作时。在应急期间，一方面要有效控制人员进入，以确保病人、工作人员、设备和设施的安全；另一方面也必须调整院内交通秩序，保证这些人员的必要流动，有效保障医疗救援的完成。

（1）封闭重要场所。地震发生后，从伤病员到工作人员都处于惊恐状态。应该建立训练有素的应急队伍，灾难发生后迅速进入，守护贵重设备、资金、毒麻药品等，并对有毒物质、放射源物质场所进行封锁管制。

（2）二线、三线的救援医院应该对普通病人和地震伤员进行区分。普通病人集中管理，择期手术病人安排出院；应急医生、护士、检验人员、运输人员、志愿者等通过标识进行区分；还应该建立识别工作人员和其他人员身份的流程（如身份识别卡、腕带、衣服、帽子、徽章、电脑打印单等），以方便人员身份的识别管理。

（3）对于大型灾难，如地震等，记录、追踪、统计、分析病人信息也是非常重要的。舒泽蓉等总结“5·12”抗震救灾工作，提出建立有针对性、规范化、人性化的受伤病员信息数据库，可以为病员管理、应急准备等提供管理依据，并为后续应急管理研究留下重要证据，这应该成为医院科学救援体系中重要的一环；同时病员数据库还可以为伤病员提供寻亲信息，显示出鲜明的人文关怀特点。

（4）为抢救地震伤员开辟专用区域和通道，确保抢救通道畅通和医院秩序良好。急诊科的交通秩序是抢救伤员的重要保障，震后必须立即对急诊科区域实行交通管制。

（5）寻求交通警察的大力支持，对急诊入口的街面实行交通管控。设置交警专门指挥引导救护车，在急诊入口沿线设立禁止停车的锥形筒，安排清障车专门清理乱停放车辆，为各类救护车辆提供顺畅的抢救运送通道。

（三）派出医疗队生活保障：从汶川到玉树

我国目前灾难应急医疗救援的任务主要执行者仍然是医院，医院需要承担深入灾区的救援任务。汶川地震后，成都、绵阳、德阳等地区及省外的许多医疗队、部队医院都组织前往灾区，实施医疗救援。

通常对于地震灾害的现场医疗救援物资准备，多会侧重于医疗物资的准备，然而，在地震灾区，初期生活物资无法得到保障。但要保障医疗队的战斗力，必须做好生活物资的后勤保障工作。地震灾区水、电、住宿、食品来源和通信中断，如果医疗队生活物资准备不充分，自身都难以保障，更不要谈医疗救援了，这就是常说的“不能到达灾区自己先成了灾民”。因此，医疗队的后勤保障必须充分，原则上不能增加灾区群众和政府的负担。后勤准备主要是食品和生活用品的准备，包括加工方便的半成品食物、帐篷、手电筒、炊具、折叠床等。其他后勤准备还包括应急通讯设施，如步话机、海事卫星电话等。

部队医疗队由于本身具有较好的自身保障能力，其医疗队物资准备相对较充分。例如，武警四川总队医院派出的 17 支医疗队携带救护车、指挥车、运兵车、宿营车 12 台，卫生帐篷 20 顶、单兵帐篷 150 顶、行军床 100 张、发电机 4 台等器材，在汶川、映秀、北川、平武、青川等重灾区建立起第一批野战救护所，医疗队食宿全部实现自我保障。

各省市地方派出的医疗救援队，后勤生活物资保障经验不足，造成了一些医疗队由于缺乏保障，不能很好地开展工作。所以，医院派出现场医疗队应该加强生活物资的准备工作，应当建立基本的生活物资应急储备清单。在突发事件发生时，能够在极短的时间内派出医疗队，可以根据清单准备物资（或常备物资），组织人员出发。

对于深入重灾区的医疗队，必须配备水、干粮（采用体积小热量高的食物，最好不用方便面）、足够的急救物品（千斤顶、十字镐、绷带、火板、液体等）、联络设备（无线电、卫星电话、对讲机等）、个人特殊装束和生活物品（冲锋衣裤、徒步防水靴、帐篷、睡垫、睡袋、头灯、炉头、气罐等）。

2010 年青海省玉树发生地震，由于玉树地处高原地区，派出医疗队还应考虑供氧、高压锅等特殊需求。综上所述，派出医疗队在考虑医疗救援物资准备的同时，还应该配备充足的生活物资，同时应根据救援地区的地形、气候等特点准备特殊的配备物资，从而实现自我保障，有效发挥救援功能。

参考文献

［1］徐卫云，陈立．地震灾区中心医院抗震救治经验总结［J］．当代医学，2008，14（20）：75-76.

［2］谭西平，陈海勇，刘明健，等．汶川地震后及时评估建筑物安全，确保安全救治伤员［J］．中国循证医学杂志，2008，8（6）：402-403.

［3］石崇良，石富元．医院灾难应急模式回顾与前瞻［J］．台湾医学，2002（6）：364-373.

［4］汤朝辉，牟彦茗，杨晓川．日本灾后建筑应急危险度判定系统初探［J］．城市建筑，2009（3）：15-17.

[5]舒泽蓉，李建，陈小蓉.完善医院应急管理中地震伤病员信息资料体系[J].西南民族大学学报·自然科学版，2008，34（6）：1273-1275.

[6]康宁，时吉庆，龚永杰，等.武警四川总队医院在四川汶川地震灾区的紧急医疗救援[J].中国急救复苏与灾害医学杂志，2008，3（8）：458-460.

[7]庞玉成.复杂建设项目的业主方集成管理[M].科学出版社，2016：145-146.

[8]《JOINT COMMISSION EMERGENCY MANAGEMENT STANDARDS EFFECTIVE JANUARY》http：//www.trainforemergencymanagement.com/JCAHO.html. 2008.

[9]Kimberly A. Disaster Preparedness in Virginia Hospital Center-Arlington after Sept 11,2001,Disaster Management & Response/Cyganik.2003, 1(3):80-86.

第十一章　有害物质应急管理

王　岚

为满足医疗服务功能的需要，医院不可避免地需要购入、使用、存放必要的危险化学品和辐射源，也会不断产生医疗废物。医院作为提供医疗护理服务的公共场所，人员流动量大、结构复杂，人群密集，一些具有较高知名度的医院往往人满为患。这些有害物质一旦发生流失、泄漏、扩散等事故，就会对在医院就诊的患者、陪护家属及医护人员的生命财产安全构成严重威胁，并且在人员疏散、抢险救援等方面都存在相当大的难度。

为了保证人民的生命财产安全，确保医院在有害物质发生流失、泄露、扩散等事故后能及时采取有效控制措施，将危害控制在最低程度，尽量将有害物质突发事故造成的人员伤亡和经济损失降至最低，并能尽快恢复正常生产和工作秩序，医院应做好预防有害物质事故的切实可行的应急预案，完善有害物质应急管理制度。

第一节　危化品泄漏应急预案要点与案例分享

一、危化品泄漏应急预案要点

（一）编制目的和依据

为了在发生危险化学品重大泄漏事故时，能够及时、有序、高效地实施抢险救援工作，最大限度地减少人员伤亡和财产损失，尽快恢复正常生产生活及工作秩序。根据《中华人民共和国安全生产法》《中华人民共和国消防法》《国家安全生产事故灾难应急预案》《危险化学品安全管理条例》及《重大事故应急处置综合预案》，结合医院实际，制订本预案。

危化品是指具有毒害、腐蚀、爆炸、燃烧、助燃等性质，对人体、设施、环境具有危害的剧毒化学品和其他化学品。

（二）应急处理程序要点

1. 处理原则

（1）进入泄漏现场进行处理时，应注意人员的安全防护。

（2）危化品一旦泄漏要立即控制源头。

（3）按照相关规定，做好泄漏物的处理。

2. 明确职责

明确医院分管院长作为危化品安全管理的第一责任人，全面负责危化品泄漏风险防控及应急处置工作。医务部门负责危化品泄漏事件处置及事件调查工作。后勤保障部门负责危化品泄漏应急设施维护及事件中的安全警戒工作。资产管理部门负责危化品泄漏事件应急物资保障工作。各危化品使用科室负责及时上报危化品泄漏事件并协助医务和后勤保障部门进行事件应急处置。

3. 应急演练

每年至少组织一次有害物质外溢事件应急演练。应急演练前应编写应急演练方案，准备应急演练物资。应急演练后应做好应急演练总结，对演练中发现的问题做好记录，及时整改。

4. 处置流程

（1）少量危化品泄漏：即危化品使用过程中少量泼洒，不至于对人员造成伤害或对环境造成破坏。

①危化品泄漏事件责任人或发现者应立刻通知该区域其他工作人员疏散至安全位置，并做好泄漏区域警戒工作，防止无关人员闯入。

②由科室内参加过危化品泄漏事件应急培训的人员取出医院指定地点的外溢箱，按照 MSDS（ Material Safety Data Sheet，即化学品安全技术说明书）的说明及外溢箱使用程序对泄漏的有害物质进行处理。

③事件责任人填写《外溢事件登记表》，经科室领导审核后上交至医教部。

（2）大量危化品泄漏或泄漏物质造成人员伤害：即危化品外溢已经造成环境破坏或外溢物质已经对人员造成伤害。

①受伤人员应立即按照 MSDS 应急说明进行初步处理，区域其他人员应立即拨打应急电话，报告事件类型、位置、是否有人员受伤及受伤程度。

②危化品应急小组联络员接到电话后立刻上报医院分管副院长，分管副院长根据事件情况安排医生对受伤人员进行医治，安排危化品管理人员对泄漏事件区域进行去污处理。

（3）危化品气体外溢处置流程：

①外溢事件发现者应立刻通知周围人员撤离危险区域，如有人员窒息，将其转移至空气新鲜处进行人工呼吸；

②外溢事件发现者及时拨打应急电话，报告事件类型、位置、是否有人员受伤及受伤程度；

③危化品应急小组联络员接到电话后立刻上报医院分管副院长，分管副院长安排人员做好现场警戒工作并安排医治伤者；

④气体使用科室工程师参照 MSDS 文件进行初步应急处理，并联系厂家派专业工程师到现场进行处置。

5. 应急结束

（1）经危化品应急小组联络员确认工作场所危化品泄漏已经被处理，不会对人员造成危害后向医院分管副院长报告，分管副院长根据现场情况决定是否终止应急。应急结束后，应急现场工作人员撤除警戒，恢复现场正常状态。

（2）对于外溢事件受伤人员，医院应与所在科室共同安排好后续治疗与工作问题。

6. 事件调查及上报

（1）应急结束后，危化品应急小组联络员应对危化品泄漏事件进行调查分析，调查分析要遵循实事求是的原则，对事故发生的时间、地点、起因、过程、人员伤害情况及财产损失情况进行细致的分析，找出存在的问题，并认真做好调查记录，记录要妥善保管。

（2）危化品泄漏事件调查分析结果应形成书面报告，经医教部主任审核后上报分管院长，分管院长根据调查分析报告对责任科室及应急小组提出相应改进意见。

7. 人员保护

（1）进入现场救援人员必须配备必要的个人防护器具。

（2）如果泄漏物是易燃易爆介质，事故中心区域应严禁火种、切断电源、禁止车辆进入、立即在边界设置警戒线。根据事故情况和事故发展，确定事故波及区域人员的撤离。

（3）如果泄漏物是有毒介质，应使用专用防护服、隔离式空气呼吸器。根据不同介质和泄漏量确定夜间和日间疏散距离，立即在事故中心区边界设置警戒线。根据事故情况和事故发展，确定事故波及区域人员的撤离。

（4）应急处理时严禁单独行动，严格按专家组制订的方案执行。

8. 泄漏源控制

（1）喷雾稀释。对溶于水或稀碱液的气体可利用水或稀碳酸钠（或氢氧化钠）溶液喷雾稀释。对于不溶于水的气体可用强力水雾正压排烟机或涡喷消防车将可燃或有毒气体驱散。条件不具备时也可用喷雾水枪驱散，如果有蒸汽管线，用水蒸气驱散不燃气体效果更佳。

（2）引流燃烧。有火炬点燃系统的可通过火炬点燃，没有火炬点燃系统的可以通过临时管线，引流到安全地点点燃。对于罐体燃烧或爆炸后的稳定燃烧，应使用水枪进行控制，使燃烧控制在一定范围内。轻烃（如 C_4 以下的组分）在失控状态下的燃烧一般不应扑灭，一旦熄灭，应继续点燃。

（3）堵漏处置。

①工艺方法：采取工艺堵漏是最简单也是最有效的方法，因此，工艺堵漏是首选的方法。工艺堵漏要在事故单位工程技术人员的配合下进行，最好由事故单位人员操作，消防人员配合掩护。工艺堵漏有以下三种。一是关闭上游阀门：如果泄漏部位上游有可以关闭的阀门，应首先关闭阀门，泄漏自然会消除。二是关闭进料阀门：反应容器、换热容器等发生泄漏，应考虑关闭进料阀门；在进行关闭阀门等工艺处理时应充分考虑对各相关系统的影响，防止因憋压而造成新的事

故。三是工艺倒罐：对于发生泄漏的储存容器、罐车，可以利用倒罐技术，用烃泵或自流的方法将物料输送到其他容器或罐车中。倒罐不能使用压缩机，压缩机会使泄漏容器压力增加，加剧泄漏。

②带压堵漏方法，主要有楔塞法、捆扎法、注胶法、上罩法及磁压法等。

楔塞法：设备焊缝气孔、砂眼等较小孔洞引起的泄漏，管线断裂等可用楔塞堵漏。用于堵漏的楔塞有木楔、充气胶楔等。

捆扎法：小型低压容器泄露或管线破裂可用捆扎法堵漏。捆扎堵漏的关键部件是密封气垫，气垫充气压力应大于泄漏介质压力。

注胶法：管道破裂、阀门盘根填料老化、法兰盘垫片失效泄漏等可用注胶法堵漏。不同的泄漏部位应选用不同的卡具，不同的泄漏介质也应选用不同的密封胶。

上罩法：对于大型容器大孔洞破裂、阀门根部开裂、入孔根部开裂等不规则泄漏，采用上述几种堵漏方法无法处理，可选用上罩堵漏法较为有效。上罩法是在泄漏部件外部紧箍一个特制罩子，罩子上可安装阀门。通过该阀门，可将泄漏介质引流或关闭。

磁压法：使用特制的具有磁性的强磁堵漏罩，通过磁力作用使其紧箍在泄漏部位，直接堵漏。

9. 泄漏物处理

（1）围堤堵截，即筑堤堵截泄漏液体或引流到安全地点。贮罐区发生液体泄漏时，要及时关闭堤内和堤外的雨水阀、切断阀，防止物料沿阴沟外溢进入雨排线。

（2）稀释与覆盖。对于危险品气体泄漏，为降低大气中危险品气体的浓度，向气云喷射雾状水稀释或驱散气云。对于液体泄漏，为降低物料向大气中的蒸发速度，根据物料的性质确定用干粉、泡沫（或抗溶性泡沫）或其他覆盖物品覆盖外泄的物料，在其表面形成覆盖层，抑制其蒸发。

（3）收容（集）。对于大型容器和管道泄漏，可选择用泵将泄漏出的物料抽入容器内或槽车内；当泄漏量小时，可用沙子、吸附材料、中和材料等吸收中和。

（4）废弃处理，即将收集的泄漏物运至废物处理场所处置。用消防水冲洗剩下的少量物料，冲洗水排入污水处理系统。

二、案例分享

2015 年 8 月 12 日晚 23 时 30 分左右，天津市滨海新区第五大街与跃进路交叉口的一处装箱码头发生爆炸，发生爆炸的是集装箱内的易燃易爆物品。现场火光冲天，在强烈爆炸声后，数十米高的灰白色蘑菇云瞬间腾起。随后爆炸点上空被火光染红，现场附近火焰四溅。第一次爆炸发生在2015年8月12日23时34分6秒，近震震级ML约2.3级，相当于3吨TNT爆炸；第二次爆炸发生在30秒后，近震震级ML约2.9级，相当于21吨TNT爆炸。

接警后，最先到达现场的是天津港公安局消防支队。截至2015年8月13日早8时，距离爆炸已经有8个多小时，大火仍未完全扑灭。因为沙土掩埋灭火需要很长时间。截至2015年8月13日11时，天津消防总队已经先后调派143辆消防车，1000余名消防官兵到场救援。具体爆炸物尚不能确定。2015年8月15日上午11时许，天津塘沽爆炸现场附近武警通知，要求距离爆炸核心区范围3公里内的人员全部撤离。

事故发生后，天津市委代理书记、市长黄某第一时间赶到现场，指挥救援工作，到医院看望伤员，并提出三点要求：一是全力控制现场，防止次生事故发生；二是全力搜救和救治伤员；三是尽快查清事故原因，做好善后工作。2015年8月13日凌晨1时左右，在天津港大楼前广场应急指挥车上正式宣布成立总指挥部，地点设在区政府指挥中心，由天津市委代理书记黄某任总指挥，市委副书记王某峰、副市长王某江、副市长何某和天津市委常委、滨海新区区委书记宗某任副总指挥，指挥部下设5个工作组，分别是事故现场处置组、伤员救治组、保障维稳群众工作组、信息发布组和事故原因调查组，全方位开展救援以及善后处理各项工作。

2015年8月18日，依据《危险化学品安全管理条例》（国务院令第591号）和《生产安全事故报告和调查处理条例》（国务院令第493号）有关规定，国务院天津港“8·12”某公司危险品仓库特别重大火灾爆炸事故调查组已成立，并全面开展调查工作。调查组由公安部牵头，有关部门和天津市人民政府参加，并聘请有关专家参加事故调查工作，最高人民检察院派人员参加调查组，公安部常务副部长任组长。

2015年8月13日3时40分，应天津军区请求，以北京卫戍区某防化团三营为主体的国家级陆上核生化应急救援队200余名官兵，抵达天津滨海新区，就进入该公司危险品仓库爆炸现场展开救援。2015年8月13日下午5时，对事故附近的3个居民小区实施疏散安置。

国务院事故调查组确定工作思路：暂缓扑灭，派防化团进场。①由于危化品数量、内容、存储方式不明，暂缓扑灭，确定好具体方案再实施；②密切关注环保监测，派防化团进现场；③抢救救治伤员，安抚遇难者家属；④对附近区域进行交通戒严。

2015年8月13日上午，北京军区某防化团紧急前往天津滨海新区参与救援。第一梯队23人于10时20分出发，出动4台专业车辆，238件专业设备；第二梯队 194 人于 10 时 40 分出发。2015 年 8 月 15 日上午 11 时 20 分左右，北京卫戍区防化团首次进入该公司危险品仓库爆炸核心区建筑搜救。2015 年 8 月 15 日 19 时，公安部消防局从河北消防总队调集 3 个支队的 3 个化工编队，共计 43 部车、232 名官兵到场增援，从北京总队调集 2 部核生化多功能侦检车到场处置。从辽宁、江苏消防总队调集核生化侦检编队共 6 辆消防车、30 名消防官兵到达天津市滨海新区爆炸事故现场，配合处置。

2015 年 8 月 16 日上午，已确认氰化物的位置分布在 2 个点，初步判断有几百吨。对已炸开外露的及时清理，用化学品中和；对大面积分散的采取分围方法，砌墙围起来；对成桶未损坏的及时清运，撤离现场。

针对氰化物，事故现场指挥部成立专门处置小组，按照“前面堵、后面封、中间来处理”的原则，紧急采取设置围堰、危险废物集中处置等五项措施，确保事故区域污染不外泄。

2015 年 8 月 16 日上午，北京军区共抽调国家级核生化应急救援力量、工程抢险力量和医疗专业救治力量 1909 人，专业装备和指挥保障装备 201 台，投入搜救。

2015 年 8 月 16 日上午，只有生化部队士兵被允许进入爆炸现场进行搜救及危化品清理工作。2015 年 8 月 16 日，北京防化团进入爆炸点，进行取样。2015 年 9 月 5 日，爆炸核心区现场清理工作有序推进，核心区内三堆集装箱已经有两堆清理完毕，天津建工二建公司和天津建工总包施工队伍对跃进路派出所办公大楼进行拆除，爆炸点南侧基本清除完毕，露出大量空地。

案件分析

2015 年 8 月 27 日，最高人民检察院发布消息，天津港“8·12”特别重大火灾爆炸事故发生后，检察机关介入事故调查。经调查，发现诸多问题。

（1）天津市交通运输委员会作为天津港危险化学品经营管理行业主管部门违规发放经营许可证，对该公司违法违规经营活动监管不力。

（2）天津市安全生产监督管理局和滨海新区安全生产监督管理局，对该公司存在的安全隐患和违法违规经营问题未及时检查发现和依法查处。

（3）滨海新区规划和国土资源管理局有关责任人员明知瑞海公司经营危险化学品仓储地点违反安全距离规定，未严格审查把关，违规批准该公司危险化学品仓储业务规划。

（4）天津新港海关有关责任人员在危化品进出口监管活动中对工作严重不负责任，给不具备资质的公司开辟绿色进出关通道，放纵其从事违法经营活动。

（5）天津港（集团）公司有关责任人员疏于管理，对该公司存在的安全隐患和违法违规经营问题未有效督促纠正和处置。

专案组还发现，交通运输部水运局王某某，违法行使职权，帮助不符合安全规定的公司通过安全评审，致使不具备资质的公司通过了危险化学品经营有关资质的审批。

截至 2015 年 9 月 11 日下午 3 时，共发现遇难者 165 人，其中，公安消防人员 24 人，天津港消防人员 75 人，民警 11 人，其他人员 55 人。失联者 8 人，其中，天津港消防人员 5 人，其他人员 3 人。住院治疗 233 人，其中，危重症 3 人，重症 3 人，累计出院 565 人。

三、应急物资准备

（一）配备原则

危险化学品使用单位应急救援物资应根据本单位危险化学品的种类、数量和危险化学品发生事故的特点进行配置。

（二）配备要求

应急救援物资应符合实用性、功能性、安全性、耐用性以及单位实际需要的原则，应满足单位员工现场应急处置和单位应急救援人员所承担救援任务的需要。

（三）配备内容

（1）应急救援物资应包括但不限于以下内容：个体防护、警戒、通信、输转、堵漏、洗消、破拆、排烟照明、灭火、救生等物资及其他器材。

（2）作业场所配备要求：在危险化学品单位作业场所，应急救援物资应存放在应急救援器材专用柜或指定地点，作业场所应急物资配备标准应符合表 11-1 的要求。

表 11-1 作业场所救援物资配备标准

序号	物资名称	技术要求或功能要求	配备	备注
1	正压式空气呼吸器	技术性能符合 GB/T 18664 要求	2 套	—
2	化学防护服	技术性能符合 AQ/T 6107 要求	2 套	具有有毒腐蚀液体危险化学品的作业场所

续表

序号	物资名称	技术要求或功能要求	配备	备注
3	过滤式防毒面具	技术性能符合 GB/T 18664 要求	1 个 / 人	根据有毒有害物质考虑，根据当班人数确定
4	气体浓度检测仪	检测气体浓度	2 台	根据作业场所的气体确定
5	手电筒	易燃易爆场所，防爆	1 个 / 人	根据当班人数确定
6	对讲机	易燃易爆场所，防爆	2 台	根据作业场所选择防护类型
7	急救箱或急救包	物资清单可参考 GBZ1	1 包	—
8	吸附材料	吸附泄漏的化学品	*	以工作介质理化性质确定具体的物资，常用吸附材料为沙土
9	洗消设施或清洗剂	洗消进入事故现场的人员	*	在工作地点配备
10	堵漏工具	用于现场堵漏	*	根据作业场所具体情况确定
11	应急处置工具箱	工作箱内配备常用工具或专业处置工具	*	根据作业场所具体情况确定
注：表中所有“*”表示由单位根据实际需要进行配置，本标准不作强行规定				

（3）应急救援个人防护配备要求：应急救援人员的个人防护装备配备标准应符合表 11-2 的要求。

表 11-2 应急救援人员个体防护装备配备标准

序号	名称	主要用途	配备	备份比	备注
1	消防头盔	头部、面部及颈部的安全防护	1 顶 / 人	4:1	—
2	二级化学防护服装	化学灾害现场作业时的躯体防护	1 套 /10 人	4:1	①以值勤人员数量确定 ②至少配备 2 套

续表

序号	名称	主要用途	配备	备份比	备注
3	一级化学防护服装	重度化学灾害现场全身防护	*	—	—
4	灭火防护服	灭火救援作业时的身体防护	1 套 / 人	3:1	指挥员可选配消防指挥服
5	防静电内衣	可燃气体、粉尘、蒸汽等易燃易爆场所作业时的躯体内层防护	1 套 / 人	4:1	—
6	防化手套	手部及腕部防护	2 副 / 人	—	—
7	防化靴	事故现场作业时的脚部和小腿部防护	1 双 / 人	4:1	易燃易爆场所应配备防静电靴
8	安全腰带	登梯作业和逃生自救	1 根 / 人	4:1	—
9	正压式空气呼吸器	缺氧或有毒现场作业时的呼吸防护	1 具 / 人	5:1	1）以值勤人员数量确定 2）备用气瓶按照正压式空气呼吸器总量 1:1 备份
10	佩戴式防爆照明灯	单人作业照明	1 个 / 人	5:1	—
11	轻型安全绳	救援人员的救生、自救和逃生	1 根 / 人	4:1	—
12	消防腰斧	破拆和自救	1 把 / 人	5:1	—
注 1：表中“备份比”是指应急救援人员防护装备配备投入使用数量与备用数量之比 注 2：根据备份比计算的备份数量为非整数时应向上取整 注 3：小型危险化学品单位应急救援人员可佩戴作业场所的个体防护装备，不配备该表的装备					

（4）管理和维护。

①危险化学品单位应建立应急救援物资制度和台账，主要包括：物资清单，物资使用管理制度，物资测试检修制度，物资租用制度，资料管理制度，物资调用

和使用记录，物资检查维护、报废及更新记录等。

②应急救援物资应明确专人管理；严格按照产品说明书要求，对应急救援物资进行日常检查、定期维护保养；应急救援物资应存放在便于取用的固定场所，摆放整齐，不得随意摆放、挪作他用。

③应急救援物资应保持完好，随时处于备战状态；物资若有损坏或影响安全使用的，应及时修理、更换或报废。

④应急救援物资的使用人员，应接受相应的培训，熟悉装备的用途、技术性能及有关使用说明资料，并遵守操作规程。

第二节　医疗废物应急预案要点与案例分享

一、医疗废物应急预案要点

医疗废物是指医疗卫生机构在医疗、预防、保健以及其他相关活动中产生的具有直接或间接感染性、毒性以及其他危害性的废物。

①感染性废物：具有生物毒性细菌、病毒代谢产物，孢子，活 / 减毒疫苗；送实验室做化验的标本；科研和实验室产生、储藏的培养物 / 皿；废弃的血液；被血液 / 体液污染的物品。

②病理性废物：医疗或病理实验室产生的人体或动物组织标本。

③损伤性废物：主要包括注射针、刀片和破碎的玻璃器皿等。

④药物性废物：过期、淘汰、变质或者被污染的废弃的药品。

⑤化学性废物：具有毒性、腐蚀性、易燃易爆性的废弃化学物品，如废弃的化学试剂、化学消毒剂、汞血压计、汞温度计等。

（一）编制目的和依据

为落实医疗废物管理的规章制度，确保医院内发生医疗废物流失、泄漏、扩散等事故后能及时采取有效控制措施，将危害控制在最低程度，防止医源性感染、血源性感染、致病性微生物扩散，保障人员身体健康，依据《中华人民共和国传染病防治法》《医疗废物管理条例》《医疗卫生机构医疗废物管理办法》《突发公共卫生事件应急条例》《突发公共卫生事件与传染病疫情监测信息报告管理办法》《突发公共卫生事件应急预案》等文件，结合医院实际情况，制订预案。

（二）应急处理程序要点

1. 组织机构

成立医疗废弃物事件应急领导小组，由医院分管院长、后勤、医务、院感等相关部门负责人组成，具体负责意外事故发生后的全面组织与处置工作。

2. 明确职责

（1）各废弃物产生部门负责部门员工培训、监督、指导。

（2）废弃物产生部门员工负责废弃物分类、包装及前期处理。

（3）后勤保障部、外包委托物业负责除放射性废物外的所有医院废物的院内收集、运送、贮存、处置。

（4）放射科负责放射性废物的处理和安全监测。

（5）设施安全管理委员会负责全院废弃物处理流程的监督管理。

3. 废弃物处理原则

预防为主，规范管理；科学应对，分级负责。按照危险性最大优先处理原则，分类处理不同种类的废物。危险性从大到小排列如下：放射性废物；化学废物；医疗废物（包括生物毒性废物和锐性废物）；生活废物。

4. 各种废弃物的放置

（1）所有废弃样本、其他生物性材料、腐蚀性、易燃性、有毒废弃物应弃置于专用的有生物危害标记的用于处置危险废弃物的容器内。生物废弃物容器的充满量不能超过容器的设计容量。

（2）损伤性废物应直接弃置于耐扎容器内，利器盒装入黄色垃圾袋后密封丢弃。

（3）所有弃置的实验室废弃物（包括感染性废弃物）在从实验室取走之前应经过消毒达到生物学安全后，装入黄色垃圾袋，粘贴生物危害标记，置于密封、有盖且防漏的容器中储存，并按指定路线运送至医院废弃物收集处。

（4）实验区域内所有医疗废弃物均使用黄色塑料袋包装，普通废物袋为黑色。袋子套在垃圾桶内（垃圾桶有盖且防漏），袋子内废弃物达到2/3容积后，用封口胶封紧袋口后，方可取出。如袋子有泄漏，应再套1个或多个袋子，确保无废弃物漏出。

（5）各部门垃圾清空后，由物业清洁部保洁人员负责每日用1:100施康消毒液对垃圾桶进行擦洗或清洗。

（6）物业清洁部专职管理人员负责垃圾分类处理及垃圾的储存、转运、登记，并做好自查。所有交接由经办人签名，资料至少保存 3 年，医院感染管理科定期进行督查。

5. 处理流程

（1）放射性废物处理：

①短半衰期固体放射性废物分类放置于专用铅屏蔽箱内，采用放置法处理，空容器定期由厂家回收；

②短半衰期放射性废液采用稀释法及放置法处理，没有专用储水衰变池；

③注射或服用放射性药物的病人使用专用卫生间，下水系统通向储水衰变池；

④其他放射性废物收集在大小合适并加盖密封的容器中。

（2）感染性、损伤性、病理性废物的处理：

①收集在大小合适、内衬有黄色袋子并加盖的容器中；

②容器内废物存放以不影响盖子的密闭性为宜；

③存放在安全的地方，无关人员未经许可不得进入；

④对于病理废物，如人体、动物或组织标本，则应焚烧；

⑤胎盘娩出后立即放入有盖防漏的容器中，应病人或家属的请求，在确定产妇乙肝三系阴性，家属在病历上签名后，可给予他们，否则应焚烧；

⑥病原体的培养基、标本和菌种、毒种保存液等高危险废物，首先应就地进行高压灭菌处理，然后按感染性废物收集处理；

⑦未被污染的除去针头的针筒、输液器应分别放入套有黄色垃圾袋的黄色转运箱中；

⑧口罩、帽子、鞋套、中单、尿布、棉签等按医疗废物处理。

（3）医疗废液处理：产生的污水、传染病病人或者疑似传染病病人的排泄物，应当按照国家规定严格消毒，达到国家规定的排放标准后，方可排入污水处理系统。

（4）损伤性废物的处理：

①废弃后的注射器针头与输液器针头等利器、被血液和体液污染的注射器与输血器等必须用专门指定的锐器容器收集，由物业清洁部专人进行统一调换；

②容器必须随时盖上，防刺破，防漏；

③任何锐器容器送处理时必须封闭；

④当容器盛满 3/4 时，必须由清洁部或专人更换；

⑤连同锐器盒一起焚烧处理。

（5）生活垃圾处理：

①各部门生活垃圾统一放置在内衬有黑色塑料袋的容器中，由物业清洁部门定期清空；

②玻璃类生活垃圾出于安全考虑必须分开收集；

③物业清洁部运送时，应连同运送袋一起或直接将垃圾倒入专用运输车中运送，尽量避免被垃圾中的锐器割裂或刺伤。

（6）废弃物运送流程：

①各楼层的诊室、病房、科研实验室将产生的医疗废物装入医疗废物专用黄色垃圾袋，并将垃圾袋放在污物室的医疗废物垃圾桶内；

②医疗废物收集员每日对诊室、病房、科研实验室产生的废弃物收集两次，先将垃圾袋口扎紧、称重，袋口张贴标签，标签应包含日期/时间、来源、重量；

③收集员将废弃物装入专用的封闭式垃圾运输车，按指定路线收集并运送至医院医疗废物收集站；

④运送过程需封闭（袋用绳扎口、桶上盖并扣紧环扣），不要让污染物处于无人照看的情况，在电梯内不要与食品、药品或人员同行；

⑤将医疗废物整齐地堆放在收集站内，并且将各科室收集的废物垃圾登记至《废物记录单》，双方交接、签字确认；

⑥每天收集任务完成后，用2000mg/L有效氯消毒液对收集车进行擦拭消毒。

（7）废弃物应急处理流程：

①一旦发生医疗/化学废物流失、泄漏、扩散和意外事故（感染性废物、病理性废物、损伤性废物、药物性废物、化学性废物），造成环境污染的，立即向后勤保障部、院感科、保卫处以及分管院长报告；

②确定流失、泄漏、扩散的医疗废物的类别、数量、发生时间、影响范围及严重程度；

③组织有关人员尽快对发生医疗废物泄漏、扩散的现场进行处理；必要时请专业公司协助处理；

④采取适当的安全处置措施，对泄漏物及受污染的区域、物品进行消毒或者其他无害化处置，必要时封锁污染区域，以防扩大污染；

⑤对感染性废物污染区域进行消毒时，消毒工作从污染最轻区域向污染最严重区域进行，也应当对可能被污染的所有使用过的工具进行消毒；

⑥及时追堵医疗废物流失的渠道；

⑦工作人员应当在做好卫生安全防护后进行工作；

⑧医疗废物流失、泄漏、扩散对环境造成污染时，应立即报告当地省（市）卫生计生委、疾病控制中心和市容环卫局，并向可能受到危险的单位和居民通报；

⑨当废物流失、泄漏、扩散造成环境污染时，立即封锁现场，并向当地环保部门报告，并派出应急队伍对污染物进行集中回收销毁，对环境进行无害化处理；

⑩如发生水源污染，立即向卫生、水务、环保等部门报告，同时组织有关人员尽快对发生医疗废物泄漏、扩散的现场进行封闭、处理。

医疗卫生机构发生废物流失、泄漏、扩散时，应当在 48 小时内向所在地人民政府的卫生主管部门、环境保护主管部门报告；导致 1 人以上死亡或者 3 人以上健康损害的，应当在 24 小时内向所在地的卫生主管部门、环境保护主管部门报告。

处理工作结束后，应寻找医疗废物流失的原因、流程、类别、数量、发生时间、影响范围及严重程度，及时整改，并采取有效措施，预防类似事件的发生。

对有关人员作相应的责任评估，并进行相关法律、专业技术、安全防护以及紧急处理等知识培训。

6. 医用废物及锐器刺伤／擦伤等损伤后处理

（1）被暴露的黏膜，应当用生理盐水反复冲洗。

（2）可用肥皂水、清水、无菌水清洗受到污染的皮肤。

（3）如有伤口，应当在伤口旁端轻轻挤压，尽可能挤出损伤处的血液，再用肥皂和流动水进行冲洗；禁止进行伤口局部的重力挤压。

（4）受伤部位的伤口冲洗后，应当用如 75% 酒精、0.5% 碘伏等浸泡或涂抹消毒并包扎伤口。

（5）伤者应第一时间保留废弃物样本，以便辨认其传染性。

（6）向院感办汇报，内容包括：事故、事件的实际情况，发生时间、发生地点及哪些人直接参与及其相关的情况。

（7）根据具体情况，按照《医务人员职业暴露防护工作指导原则》尽快采取医疗措施，必要时进行医学观察和预防治疗。

7. 对破碎体温计、血压计泄漏的水银收集

（1）收集人需佩戴口罩、手套，用硫黄覆盖，再用硬纸片做成小套，收集散落的水银珠。

（2）将套内收集的水银球放进有盖的小药瓶中，须放有一定量的水。

（3）将小药瓶送医院设备科仪器维修人员保管。

8. 废弃物暂存地管理

（1）远离医疗区、食品加工区、人员活动区的单独库房，医疗废物贮存的时间不得超过 2 天。

（2）库房必须有防鼠、防蝇、防蟑螂等安全措施。

（3）医疗废物必须装入专用转运箱方可入库，入库时应核对转运箱数，并登记。出库时必须核对回收人员的胸牌、车辆等，并索取盖有回收公司公章的回收清单，并保存以备核查。

（4）库内严禁堆放杂物，每日清扫，保持库内外卫生。

（5）暂存地应粘贴医疗废物标志。

（6）转运箱必须叠放整齐，最高堆放不得超过5箱，严禁转运箱倒置。

（7）设有明显的医疗废物警示标识和“禁止吸烟、饮食”的警示标志。

9. 员工防护

（1）处置医疗/化学废弃物人员需遵守医疗废物管理规章制度，熟悉本岗位的职责，定期进行健康检查。

（2）有关人员在接触、处置、运送医疗/化学废弃物时，必须穿戴防护用品，如口罩、橡胶手套，必要时戴帽子、防护眼罩。工作结束后应当及时按规定对污染防护用品进行消毒和清洗。防护用品破损时，必须及时予以更换。

（3）医院感染管理科提供有关医疗废物处理方面的信息，并对员工进行相关培训。

二、案例分享

2014年4月14日，某市卫生监督员在某医院的日常监督检查中发现，该院未建立医疗废物暂存间，医疗废物露天存放于医院露天阳台处，医疗废物中混有氯化钠液体瓶。这些氯化钠液体瓶包装袋有的为普通黄色塑料袋，无法判断是否为医疗废物。监督人员现场进行影像取证，调查终结后经监督人员合议后，依据《医疗废物管理条例》第四十六条第（一）项对该院医疗废物露天存放的事实给予警告，并处以人民币5000元的罚款，该院对违法事实供认不讳，放弃陈述和申辩，自觉并完全履行行政处罚。

案例分析

此案是一起典型的医疗废物未按规定处理案。监督人员在调查中发现，该院的氯化钠液体瓶与医疗废物混放，按照卫生部卫办发〔2005〕第292号文件《关于明确医疗废物分类有关问题的通知》明确指出：“使用的输液瓶不属于医疗废物，使用的各种玻璃瓶（一次性塑瓶）、输液瓶（袋）未被病人血液、体液、排泄物污染的不属于医疗废物，不必按照医疗废物进行管理，但这类医疗废物回收利用时，用于其他用途时，应符合人体健康的原则。”鉴于以上文件，案例中的这些氯化钠液体瓶是否被病人体液、血液、排泄物污染，是否为医疗废物无法查证。因此，监督人员只能对医疗废物露天存放的行为进行处罚，而不能再对医疗废物未分类收集进行处罚。这在处罚量刑上会产生不同的结果。

案例中，监督人员没有将氯化钠液体瓶定性为医疗废物，但即使氯化钠液体瓶不是医疗废物，但它与医疗废物混放，也被间接污染成了医疗废物，因此按照医疗废物处理也是有依据的。在日常监督中，也会经常发现医疗机构钻法律空隙。按照举证责任倒置原则，举证责任应交给医疗机构，如果医疗机构不能证明玻璃瓶（一次性塑瓶）、输液瓶（袋）未被病人血液、体液、排泄物污染，就可以按照医疗废物处理并处罚医疗机构，这种处罚是适当可行的。

三、应急物资准备

（一）配备原则

医疗废弃物使用单位应急物资应根据本单位医疗废弃物的类别、泄漏及流失的数量、发生时间、影响范围及严重程度来配备应急物资。

（二）配备要求

应急物资应符合实用性、功能性、安全性、耐用性以及单位实际需要的原则，应满足单位员工现场应急处置和企业应急队伍所承担任务的需要。

（三）配备内容

（1）作业区无害化应急物资，见表 11-3。

表 11-3 作业区无害化处理物资清单

<table>
<tr><th>序号</th><th>分类</th><th>配备标准</th><th>用途</th></tr>
<tr><td>1</td><td>消毒剂</td><td>含氯消毒剂</td><td rowspan="4">消毒剂：清洁消毒环境物表；
吸液棉：去除环境物表的生物危害物质；
黄色塑料袋：包装清洁后的废弃物；
警示牌：对污染的环境进行封闭，防止误入</td></tr>
<tr><td>2</td><td>吸液棉</td><td>耐腐蚀、抗氧化</td></tr>
<tr><td>3</td><td>黄色塑料袋</td><td>医疗废物专用</td></tr>
<tr><td>4</td><td>警示牌</td><td>塑料、黄色、有警示标识</td></tr>
</table>

（2）个人防护应急物资，见表 11-4。

表 11-4 个人防护应急物资清单

序号	医疗废物分类	配备标准	用途
1	感染性废物	一次性使用帽子、护目镜、防护服、防护手套、鞋套、黄色塑料袋	一次性使用帽子、护目镜:保护头面部; 防护服保护躯干; 防护手套、鞋套:保护手脚部; 黄色塑料袋:包装感染性废物; 镊子、利器盒:收集承载锐/利器
2	病理性废物	一次性使用帽子、护目镜、防护服、防护手套、鞋套、黄色塑料袋	
3	损伤性废物	一次性使用帽子、护目镜、防护服、防护手套、鞋套、镊子、利器盒	
4	药物性废物	一次性使用帽子、护目镜、防护服、防护手套、鞋套、黄色塑料袋	
5	化学性废物	一次性使用帽子、护目镜、防护服、防护手套、鞋套、黄色塑料袋	

（四）管理与维护

医疗废物的管理与维护应该注意以下几点：

（1）严格执行相关法律法规及制度，如《医疗废物管理制度》《医院清洁操作规程》《医院消毒剂使用指南》《国家突发公共卫生事件应急预案》《医疗废弃物运输交接三联单》。

（2）应急物资明确运送专员管理，运送专员需接受相关培训，每年进行健康体检合格方可上岗；

（3）应急物资应摆放于医疗废弃物存放点指定位置，每月由运送专员对效期进行检查核对，对临近效期的产品及时更换。

第三节　辐射防护安全事件应急预案要点与案例分享

一、辐射安全应急预案要点

（一）编制目的和依据

为建立健全辐射事故应急机制，及时处置突发核与辐射事故，提高应急处置能力，最大限度地减少核与辐射事故及其可能造成的人员伤亡和财产损失，依据《中华人民共和国环境保护法》《中华人民共和国放射性污染防治法》《放射性同位素与射线装置安全和防护条例》，结合医院实际情况，制订本预案。

放射源丢失、被盗、失控，或者放射性同位素和射线装置失控，导致人员受到意外的异常照射，或者有环境污染后果。

（二）应急处理程序要点

1. 遵循原则

（1）迅速报告原则；

（2）主动抢救原则；

（3）生命第一原则；

（4）科学施救，控制危险源，防止事故扩大原则；

（5）保护现场，收集证据原则。

2. 成立机构

成立由分管院长任组长的辐射防护安全事件应急领导小组，小组成员根据医院实际情况，必须由有放射性物质使用的科室、医务部、物资采购、后勤保障等部门人员参加，负责组织、开展辐射防护安全事件的应急处理救援工作。

3. 明确职责

（1）定期组织对放射诊疗场所、设备和人员进行放射防护情况自查和监测，发现事故隐患及时上报并落实整改措施。

（2）定期组织从事放射诊疗的医务人员进行辐射防护安全事件应急演练。

（3）发生人员受超剂量照射事故，应启动本预案；判断事故等级，启动相应反应程序；组织有关部门及人员实施应急处理工作。

（4）负责向环保、卫生、公安和行政主管部门及时报告事故情况。

（5）事故发生后，负责总结经验教训，杜绝同类事故再发生的可能性。

4. 应急培训和演练

（1）定期组织相关人员进行辐射防护安全事件应急培训。

（2） 培训内容：辐射安全法律法规、辐射防护知识、辐射事故应急流程。

（3）每年至少进行1次辐射防护安全事件应急演练，并填写《应急演练考评表》。

5. 辐射事故分级

根据辐射事故的性质、严重程度、可控性和影响范围等因素，从重到轻将辐射事故分为特别重大辐射事故（Ⅰ级）、重大辐射事故（Ⅱ级）、较大辐射事故（Ⅲ级）和一般辐射事故（Ⅳ级）四级。

（1）特别重大辐射事故（Ⅰ级）。凡符合下列情形之一的，为特别重大辐射事故：

①Ⅰ、Ⅱ 类放射源丢失、被盗、失控并造成大范围严重辐射污染后果；

②放射性同位素和射线装置失控导致3人以上（含3人）急性死亡。

（2）重大辐射事故（Ⅱ级）。凡符合下列情形之一的，为重大辐射事故：

①Ⅰ、Ⅱ 类放射源丢失、被盗或失控；

②放射性同位素和射线装置失控导致2人以下（含2人）急性死亡或者10人以上（含10人）急性重度放射病、局部器官残疾；

③放射性物质泄漏，造成局部环境放射性污染事故。

（3）较大辐射事故（Ⅲ级）。凡符合下列情形之一的，为较大辐射事故：

①Ⅲ 类放射源丢失、被盗或失控；

②放射性同位素和射线装置失控导致9人以下（含9人）急性重度放射病、局部器官残疾。

（4）一般辐射事故（Ⅳ级）。凡符合下列情形之一的，为一般辐射事故：

① IV、V 类放射源丢失、被盗或失控；

②放射性同位素和射线装置失控导致人员受到超过年剂量限值的照射。

6. 应急措施

（1）意外受照时，受照人员或发现事故人员应急措施：

①按下紧急停止按钮；

②通知所有人员离开危险区域，并控制现场，禁止人员进入；

③立刻向辐射防护安全事件应急领导小组汇报；

④辐射防护安全事件应急领导小组到达现场后划定控制区，并对相关人员进行污染检测；

⑤受照人员将个人剂量计交给辐射防护安全事件应急小组处理；

⑥受照人员到当地相关机构进行体检。

（2）辐射防护安全事件应急领导小组必须立即采取以下措施：

①接到报告后立即启动应急，从危险区域转移所有人员；

②划定现场控制区，禁止人员进入；

③将受照人员个人剂量计送交检测机构检测，并分析检测结果；

④半衰期后，对污染区域进行辐射检测，当区域辐射剂量小于正常范围时，进行表面污染去除，将相关被污染的废弃物集中贮存；

⑤辐射安全办公室安排相关受辐照人员到当地省（市）放射医学研究所进行体检。

（3）放射源被盗丢失必须立即采取以下措施：

①发现放射源被盗丢失人员应立即通知辐射防护安全事件应急领导小组；

②辐射防护安全事件应急领导小组携带检测设备到相关区域寻找；

③寻找无果后立即向辐射防护安全事件应急领导小组组长报告；

④辐射防护安全事件应急领导小组按要求向当地公安、环保、卫生部门上报。

（4）医院放射源库钥匙丢失必须立即采取以下措施：

①辐射防护安全事件应急领导小组向医院消控中心申请使用备用钥匙，按流程填写《备用钥匙使用申请表》，并报后勤保障部同意后启用备用钥匙；

②辐射防护安全事件应急领导小组工作人员持备用钥匙，与消控中心的工作人员（负责源库的另一把钥匙），一起打开放射源库的防盗门；

③盘点医院放射源库放射源存放情况；

④为防止钥匙丢失引起不良后果，辐射防护安全事件应急领导小组应申请更换门锁。

7. 辐射事故调查

（1）发生重大辐射事故后，辐射防护安全事件应急领导小组应立即组织事故调查、善后处理和恢复正常的医疗秩序。

（2）调查要遵循实事求是的原则，对事故发生的时间、地点、起因、过程和人员伤害情况及财产损失情况进行细致的调查分析，并认真做好调查记录，记录要妥善保管。

8. 辐射事故报告制度

发生辐射事故时，应当立即启动辐射事故应急方案，采取必要的防范措施，并在2小时内填写《辐射事故初始报告表》，向当地环境保护部门和公安部门报告。造成或可能造成人员超剂量照射的，还应同时向当地卫生计生部门报告。

报告内容包括：

（1）事故单位和人员的事故报告；

（2）调查事故的证明材料和取证材料；

（3）处理事故的技术资料；

（4）事故的危害影响评价；

（5）受辐射人员的健康检查和疾病治疗有关资料。

9. 应急事故处理及上报流程

应急事故处理及上报流程如图 11-1 所示。

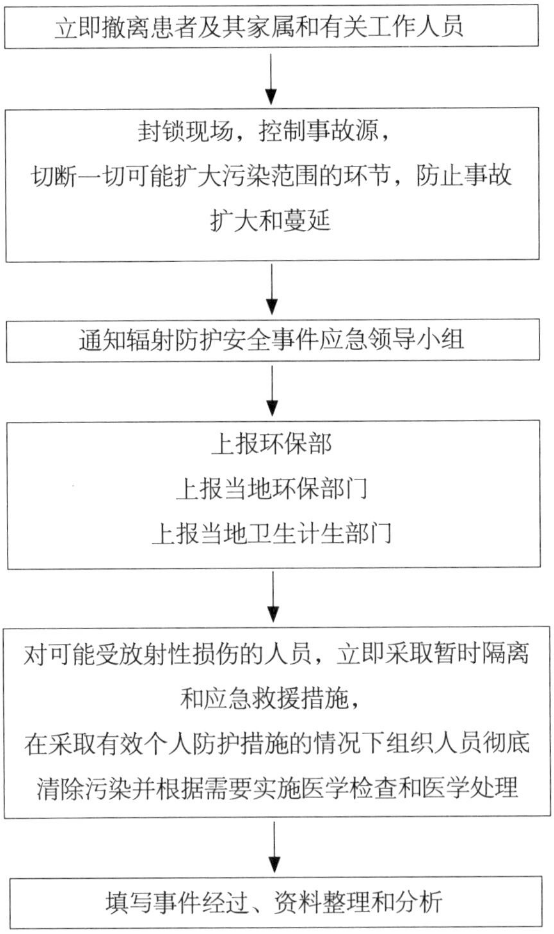

图 11-1 应急事故处理上报流程图

二、案例分享

2016 年 11 月 17 日上午，上海市某二级医院皮肤科在使用一台锶 -90 敷贴器为患者开展敷贴治疗时，发现敷贴器中的1枚锶-90放射源丢失。事发后，市区环保、卫生计生、公安等部门分别到现场进行调查。在该医院的配合下对相关人员和现场进行排查，并于次日中午锁定为在医院治疗的最后一位病人有重大嫌疑，随即对其开展审查。该患者交待了拿走并丢弃锶 -90 放射源的事实，最后于丢源的第三天，即 19 日中午在上海市浦东生活垃圾场寻获并确认所丢失的锶 -90 放射源。

案例分析

（1）放射源丢窃的直接原因是该医院未向环保部门和卫生计生部门如实申报该枚放射源。

（2）医院管理严重不到位，没有贯彻执行《放射性同位素与射线装置安全和防护条例》和《放射诊疗管理规定》等相关要求。核安全意识淡薄，没有从思想上重视该项工作。

（3）技术层面上严重缺失：未对该放射源采取任何技防措施，放射源的使用记录、清点、归位等环节缺失。

（4）人员管理方面失职：医院领导没有尽到领导责任，科室负责人没有履行管理责任，具体操作人员也未按规定进行使用和保管放射源。

三、应急物资准备

应急物资准备主要包括：核辐射应急救援能力软件储备和核辐射应急救援能力硬件储备。

（一）辐射事故应急救援软件能力储备内容

（1）应急预案和应急程序的制订。

（2）应急队伍建设：主要是国家卫计委和各省级卫生计生部门先后成立了卫生应急办公室，负责核辐射突发事件卫生应急工作。

（3）应急卫生网络建设。

（4）通信信息体系建设。

（5）辐射事故应急技术的研究。

（6）辐射应急培训。

（7）辐射应急演习。

（8）辐射应急响应能力的保持。

（9）公众宣传教育。

（二）辐射事故应急救援硬件能力储备内容

针对应急药品和物资储备，国家建立了核辐射损伤救治药品库：配合国家发改委、国家反恐办和卫生计生委工作，结合当前突发公共卫生应急体系建设，开展了核应急药品储备工作。

在药品储备管理方面，制定了一系列药品储备管理办法和规章制度，确保储备药品的质量、安全和及时调用。根据国际原子能机构和世界卫生组织建议，结合我国实际情况，配备了救援小分队物资装备：包括核应急监测设备、个人防护设备、应急药箱、样品采样设备和应急通讯设备，并建立了应急物资储存库。具体核辐射应急物资储备如下所列。

（1）核应急监测设备主要包括：便携式 γ 射线实时成像系统、野外 γ 谱仪、便携式全身污染检测仪、表面污染仪、空气气溶胶实时监测系统、军用综合辐射测量系统、中子周围剂量当量仪、热释光测量系统、现场采样装置、α 谱仪、γ 能谱仪、全身计数测量仪等设备。

（2）个人防护设备主要包括：个人剂量仪和辐射报警仪、全身和局部去污设备、防护装备、A 级防护服、B 级防护服、C 级防护服、D 级防护服；呼吸防护器、防护眼镜、铅围脖、铅围裙、防护靴；塑料手套、橡胶手套等。

（3）应急药箱主要包括：碘化钾、普鲁士蓝、雌三醇针剂、褐藻酸钠、磷酸铝凝胶；DTPA-$CaNa_3$；DTPA-$ZnNa_3$；二巯基丁二酸钠；尼尔雌醇等。

（4）现场去污箱主要包括：5% 氢氧化钠溶液、5% 硫酸氢钠溶液；饱和高锰酸钾溶液、碘伏、无菌蒸馏水、无菌洗眼液、无菌棉签、遮蔽胶带、石蜡纱布敷料、去污皂、刷子、拖把等。

（5）生物样品采集装备主要包括：一次性注射器，止血带、碘伏，抗凝真空试管；可收集 24 小时尿液的容器，可收集 24 小时粪便的容器，鼻试纸，收集指甲、毛发、衣服口罩等的收集器，空塑料容器等。

（6）其他：洗眼器、皮肤去污洗消装置、塑料布、床单和毯子、不同规格的塑料袋、不同规格的塑料绳、事故照射资料收集记录表、医学资料收集记录表、伤情及处理登记表、装运箱、废物袋、辐射警示标识、分区标识等。

表 11-5 辐射防护事故现场救援装备品目

序号	品目	备注
一	通用急救医疗设备	基本装备
二	常规急救药品	基本装备
三	核应急药箱	基本装备
四	辐射监测设备	
1	辐射巡测仪	基本装备
2	表面污染仪	基本装备
3	中子周围剂量当量仪	推荐装备
五	个人防护装备	
1	累积剂量计	基本装备
2	个人剂量报警仪	基本装备
3	防护服、呼吸防护器 / 口罩、防护手套、防护靴	基本装备
六	现场去污设备和去污箱	基本装备
七	生物样品采集装备	基本装备
八	血细胞计数器	基本装备
九	救护车	基本装备
十	应急救援车	推荐装备
十一	通信设备	基本装备
十二	办公用品、设备和相关资料	基本装备
十三	其他物品	
1	塑料布、塑料绳	基本装备
2	床单、毯子和帘子	基本装备
3	塑料袋、废物袋	基本装备
4	标签和记录表格	基本装备
5	装运箱	基本装备
6	辐射警示标识和分区标识	基本装备

表 11-6 省市级医学应急装备品目

序号	品目	备注
一	通用急救医疗设备	基本装备
二	无菌层流病房	推荐装备
三	外科 / 烧伤病房	基本装备
四	常规急救药品	基本装备
五	放射损伤防治药品	基本装备
六	去污洗消室、放射性去污设备和用品	推荐装备
七	辐射监测设备	
1	辐射巡测仪	基本装备
2	表面污染仪	基本装备
3	中子周围剂量当量仪	基本装备
4	γ 能谱仪	推荐装备
5	全身计数器	推荐装备
6	α 能谱仪	推荐装备
7	α 能谱仪、β 能谱仪	推荐装备
8	液体闪烁测量仪	推荐装备
9	染色体自动分析系统	推荐装备
10	热释光测量系统	基本装备
八	个人防护装备	
1	累积剂量计	基本装备
2	个人剂量报警仪	基本装备
3	防护服、呼吸防护器 / 口罩、防护手套、防护靴	基本装备
九	生物样品采集装备	基本装备
十	血细胞计数器	基本装备
十一	其他物品	
1	塑料布、塑料绳	基本装备

续表

序号	品目	备注
2	床单、毯子和帘子	基本装备
3	塑料袋、废物袋	基本装备
4	标签和记录表格	基本装备
5	辐射警示标识	基本装备

表 11-7 国家级医学应急装备品目

序号	品目	备注
一	通用医疗设备	基本装备
二	无菌层流病房	基本装备
三	外科 / 烧伤病房	基本装备
四	常规医疗药品	基本装备
五	放射损伤防治药品	基本装备
六	去污洗消室、放射性去污设备和用品	基本装备
七	辐射监测设备	
1	辐射巡测仪	基本装备
2	表面污染仪	基本装备
3	中子周围剂量当量仪	基本装备
4	γ 能谱仪	推荐装备
5	全身计数器	推荐装备
6	α 能谱仪	推荐装备
7	α 能谱仪、β 能谱仪	推荐装备
8	液体闪烁测量仪	推荐装备
9	染色体自动分析系统	推荐装备
10	热释光测量系统	基本装备
八	个人防护装备	
1	累积剂量计	基本装备

续表

序号	品目	备注
2	个人剂量报警仪	基本装备
3	防护服、呼吸防护器 / 口罩、防护手套、防护靴	基本装备
九	生物样品采集装备	基本装备
十	血细胞计数器	基本装备
十一	其他物品	
1	塑料布、塑料绳	基本装备
2	床单、毯子和帘子	基本装备
3	塑料袋、废物袋	基本装备
4	标签和记录表格	基本装备
5	辐射警示标识	基本装备

第十二章　医用气体系统及特种设备应急管理

刘利达　杨彬林

随着经济发展和医院业务开展的需要，医院电气、特种设备及动力系统设备使用数量不断增多，给医院的安全管理带来很大挑战。长期以来，医院对于特种设备安全的重视程度不够，管理不力，维护不善，导致安全事故时有发生，严重威胁广大人民群众的生命和财产安全。

医用气体系统及特种设备的安全运行，一方面需要建立健全安全的管理机制，加强操作人员专业技能培训，做好维护保养及周期检查，建立应急处置机制，多方面结合实现安全管理。另一方面需要加强物联网、大数据等先进技术的应用，以数据和信息的智能采集、传输存储、分析处理、挖掘应用为主线，建立医院电气及动力系统安全智能管理平台，实现对设备运行及环境数据的立体化测控，设备运行出现故障及时进行警告，工作人员第一时间到达现场排除故障。通过“人防、物防、技防”相结合的方式，实现医院电气、特种设备及动力系统的安全智能管理。

本章，笔者针对医用气体系统及特种设备安全应急管理的预案要点、案例分享、物资准备三个方面进行详细阐述。

第一节　医用气体故障应急预案要点与案例分享

一、医用气体故障应急预案要点

（一）编制目的和依据

为加强对医用气体故障的防范，更好地确保医院患者使用医疗用氧、负压的安全需求，保证重症患者抢救和手术病人对呼吸机、麻醉剂等重要医疗设备的供氧、急救吸引，防止因医用气体故障出现供氧、负压中断，影响医疗救治工作的情况发生，最大限度地减少事故造成的损失，根据《中华人民共和国安全生产法》《特种设备安全监察条例》和《压力容器技术安全监察规程》的要求，结合医院实际，特制订本预案。

（二）主要人员组织架构和权责

医用气体故障发生后，由应急领导小组根据预案统一布置实施工作。分管院长为应急领导小组第一负责人。应急领导小组包括医护救援组、现场处置组和行政后勤组。

（1）医护救援组：负责医院医用气体故障发生后救助事故受伤人员，危重患者、伤员的抢救，组织重症患者转至安全区域，保障医院的诊疗秩序和日常工作的正常开展。

（2）现场处置组：负责医用气体故障的抢修及氧气供应。

（3）行政后勤组：负责抢险人员、资金、物资、车辆等事宜的组织与协调，以及急救人员的后勤保障与技术支援。

（三）应急处理程序要点

1. 立即报修

重大故障或事故发生后，第一发现人立即报告院总值班（或院办公室），并电话通知设备科维修人员和值班人员进行抢修。

2. 应急处置流程

应急领导小组召集各工作组启动应急预案，并根据具体情况迅速制订处理方案。具体程序如下所述。

（1）应急报警。当医用气体供应故障事件发生时，第一发现人立即向院办公室（院总值班）和设备科报告，并上报应急领导小组，报告事件发生的时间、地点、涉及范围、损害程度、人员伤亡、在院危重患者人数、现场组织领导人等具体情况；稳定患者情绪，做好救援准备。

（2）启动应急系统。应急领导小组接到现场事件报告后，立即启动应急预案，指挥各工作组迅速进入现场，开展医用气体抢修、现场救护、医院重症患者救治等工作。

（3）报告上级。根据现场状况，由应急领导小组汇总事故发生的时间、地点、涉及范围、损害程度、人员伤亡、在院危重患者人数等信息，按规定报告当地省（市）卫生计生委及公安消防局等部门，请求支援。

（4）现场救援。院办公室（院总值班）、设备科和医务科接到医用气体供应故障报告后，尽快到达故障地点或病房巡视，现场组织指挥；协调相关科室人员急救。现场处置组接到医用气体供应故障报告后立即赶赴现场，视事故情况关闭供氧站供气阀门、氧气瓶开关、切断电源、使用灭火器具等，将损失降到最低。发生医用气体供应管路故障要立即维修；不能马上修复的故障，直接与医用气体供应设备安装公司或售后服务人员取得联系，请求技术支援。

（5）查找原因。医用气体供应设备主管科室配合医院及上级有关部门对现场进行勘查、技术鉴定、仔细核实、分析原因，将调查处理结果及时报告当地省（市）卫生计生委。

（6）应急预案解除。医用气体供应故障排除或恢复正常供氧后解除应急状态。医用气体供应设备主管科室负责做好抢险、维修记录，存入医疗设备档案。医疗设备档案是医疗设备在服务患者过程中的全部历史记录，也是设备管理工作的重要组成部分。

二、案例分享

2013 年 12 月 14 日，某医院库房内存放的氧气瓶发生爆炸。事发后，库房内一片狼藉，地上满是灰尘，木质窗框等杂物散落一地，屋内多个氧气瓶横七竖八地倒在地上。事故造成 1 名值班人员当场死亡，多人紧急疏散。

事故发生后，医院启动紧急预案，第一时间把受伤人员送到抢救室，并且疏散周围区域人员。同时将事故发生的详细情况上报当地市卫生计生委、安监局和公安消防局等部门，请求消防部门进行救援。医院工作人员第一时间到达现场，排查现场安全隐患，避免二次事故的发生。消防部门达到现场后经过两个小时的处理，现场得到恢复。

调查后得知，事故发生的主要原因在于工作人员安全意识薄弱，没有按照规定流程对医用氧气库房进行管理，造成医用氧气瓶泄漏，发生爆炸。

三、应急物资准备

特种设备故障应急物资，同消防应急灭火救援装备，见表 12-1。

表 12-1 医院消防应急灭火救援装备清单

序号	名称	备注
1	通用急救医疗设备	基本配备
2	常规急救药品	基本配备
3	担架	基本配备
4	抢救车	基本配备
5	轮椅	基本配备
6	氧气面罩	基本配备
7	氧气瓶	基本配备
8	简易呼吸器	基本配备
9	对讲机	基本配备
10	应急药品	基本配备
11	应急照明灯	基本配备
12	消防斧	基本配备
13	干粉灭火器	基本配备
14	水基型（泡沫）灭火器	基本配备
15	二氧化碳灭火器	基本配备

第二节 特种设备应急预案要点与案例分享

一、特种设备应急预案要点

（一）编制目的和依据

为了有效预防、及时控制和消除突发性特种设备事故的危害，最大限度地减少医院特种设备事故造成的损失，保证人员生命安全，根据《特种设备安全监察条例》要求，结合医院实际，特制订本预案。预案以“安全第一、预防为主”为指导思想，遵循预防为主、常抓不懈的方针，自行处理与社会力量处置相结合的原则。

（二）主要人员组织架构和权责

成立特种设备事故应急救援领导小组，由分管院长任组长，副院长任副组长，成员科室为医院办公室、医务科、护理部、器械科、保卫科、总务科、药剂科；领导小组下设办公室，办公室设在总务科或器械科。所有成员必须保证 24 小时通信畅通。

组长负责召集、协调各有关科室和特种设备使用科室的现场负责人研究现场救援方案，制定具体的救援措施。副组长负责组织实施具体抢险救援工作。

各成员科室及科室负责人协助组长及副组长做好特种设备事故现场的处置，做好人员疏散、设备抢修等工作，联系质检、消防等部门，及时报告现场情况，做好事故的调查总结。

（1）办公室提供事故救援信息，向社会如实公告事故发生、发展和救援情况。

（2）医务科、护理部负责组织救护队现场救护，指挥伤员转送，全力抢救伤员。

（3）保卫科负责组织事故现场的安全警戒、人员疏散、交通管制、受害人员营救、火灾扑救、现场及周围区域治安秩序的维护。

（4）器械科负责组织医疗器械、卫生材料的供应，并对事故所涉及的特种设备提出救援技术措施。

（5）总务科负责组织救援物资的供应，保障救援的通信畅通，并对事故所涉及的特种设备提出救援技术措施。

（6）药剂科负责组织药品供应。

（三）应急处理程序要点

1. 预防及应急措施

（1）使用特种设备的科室，应当根据医院应急预案的规定和科室实际情况，制定相关特种设备使用制度及人员职责。

（2）货物升降起重设备和医用高压氧舱设备必须委托具有维修保养资质的部门对其进行保养、维修。

（3）特种设备事故应急救援领导小组办公室将容易引发事故的特种设备列入危险监控设备范围，依法实行重点监控。锅炉房、电梯、供应室、手术室、药库、高压氧舱治疗室、氧气供应站等科室使用及其他容易引发群死群伤事故的特种设备均列入危险监控设备范围。

（4）各使用科室应根据科室特种设备的特点和应急救援方案的规定，配备必要的设备、工具、救援物品等物资储备。

（5）各使用科室应定期组织科室人员学习事故应急处理知识，进行技能培训和应急演练。

（6）使用科室应定期对特种设备进行日常性维修保养和定期自行检查，按照有关规定要求按期安排对特种设备进行定期检验。设备出现故障或者发生异常情况后，使用科室应当及时报告并对其进行全面检查，消除事故隐患后，方可重新投入使用。

（7）特种设备事故发生后，事故现场有关人员应立即将现场情况向上级部门汇报。应急领导小组启动应急预案，同时将相关情况上报当地省（市）卫生计生委及公安消防局、质量技术监督局等部门，请求支援。

2. 应急响应

（1）一般事故响应程序及处置规定。若发生一般事故，由特种设备使用科室所属部门启动一般应急处置预案，当事故有可能引发重大事故或特别重大事故时，应及时向上级汇报。

（2）重大事故响应程序及处置规定。若发生重大事故，应采取相关应急救援措施。

①最早发现者应立即采取措施，切断事故源，并向科室领导报告。

②科室领导接到报警后，应迅速通知特种设备主管职能科室，要求查明事故

位置和事发原因，上报特种设备事故应急救援领导小组，组长下达应急救援预案处置的指令，同时通知领导小组成员迅速赶往事故现场。

③领导小组迅速向当地省（市）卫生计生委、公安消防局及质量技术监督局报告。

④特种设备使用科室及主管科室应迅速查明事故原因，如泄漏、火灾等事故。能通过切断介质等紧急处理措施消除事故的，应立即处理；若事故不能控制，则应向领导组报告，并提出救援的具体措施和意见。

⑤救援人员到达事故现场后，应听从组长命令，开展抢险救援工作，若有必要，则需穿好个人防护服等用品。

⑥领导组成员在现场的，应根据事态及危害程度作出相应的应急决定，并命令救援人员立即开展救援工作，若事故扩大无法自救，应紧急请求社会帮助。

⑦事故发生后，主管部门应迅速查明事故发生的地点和范围，视能否控制，迅速通知相关部门负责人执行，并视情况根据领导组决定，通知扩散区域，或指导采取简易有效的保护措施。

⑧安全保卫人员到达事故现场后，负责治安和交通指挥，组织纠察，在事故现场周围设岗，划分禁区，设立警戒线，并进行巡查。

⑨抢险抢修队伍到达事故现场后，根据指挥部下达的指令，迅速进行设备抢修，控制事故范围，避免扩大。

⑩医疗救护人员到达事故现场后，应立即救护伤员，并迅速送往相关临床科室抢救。

事故得到控制后，应立即成立由主管领导、职能部门领导及事故科室领导组成的事故调查小组，调查事故原因，制定防范措施，成立设备抢修小组。

（3）特别重大事故响应程序及处置规定。特别重大事故是灾难性的，一旦发生，响应程序如下所述。

①最早发现者，立即报告特种设备事故应急救援领导小组，由组长及时上报上级领导及政府部门。

②各成员科室按职责划分，听从总指挥（组长）的命令，迅速组织全体员工进行伤员救助，组织现场人员撤离到安全地带。

③若发生大型爆炸事故，在抢险自救的同时，必须在第一时间向消防部门报警。

④若伤亡严重，险情难以控制，总指挥应及时争取社会救援。

（4）应急响应终结后，应认真进行相关工作。

①事故科室及时如实地收集、汇总事故情况，并向领导小组递交应急事件及应急处理过程的全部有关信息、事故调查报告及应急汇总报告。

②领导小组组织评审会，对《特种设备事故应急救援预案》在事故处理中的可操作性及存在问题进行评审，及时修改完善《特种设备事故应急救援预案》。

二、案例分享

1. 某医院锅炉爆炸事故

2011 年 8 月 20 日，某医院发生 0.5 吨消毒用承压蒸汽锅炉爆炸，事故共导致 3 人死亡，17 人受伤。

事故发生后，医院开辟绿色通道，第一时间救治伤员，安抚家属，第一时间现场处置。消防指挥中心接到医院报警后第一时间调派城区 8 辆消防车、70 名官兵到场实施救援。经过近 6 个小时的奋力营救，被埋压的群众被全部救出并送往医院救治。

事故原因经调查后方得知，医院长期使用未取得上岗证的人员操作特种设备，并且违反《特种设备安全监察条例》的有关规定，违章作业，不按国家规定程序进行特种设备的维修及检验工作，终导致“8・20”锅炉爆炸事故的发生，给国家、医院和人民利益造成重大损失。

2. 某医院电梯安全事故

2016 年 8 月 6 日，某医院外科综合楼一部电梯突然发生故障，电梯里多人被困。

事故发生后，医院第一时间将现状上报当地公安消防局、质量技术监督局等部门请求支援。市公安消防支队某大队接到报警后，出动 15 名消防官兵、2 辆消防车前去救援。到达现场时，医院工作人员已经打开电梯外门，电梯卡在一楼与二楼之间，人员被困已近半小时。消防官兵立即使用小型送风机，往电梯里送风。经过 20 多分钟的努力，被困人员全部平安救出。

事故原因经医院设备科与电梯维保公司共同调查后确认，电梯故障发生前，该医院变压器出现故障意外停电，导致在送电过程中电梯主板被烧而发生故障。

三、应急物资准备

特种设备故障应急物资，同消防应急灭火救援装备，见表 12-2。

表 12-2 医院消防应急灭火救援装备清单

序号	名称	备注
1	通用急救医疗设备	基本配备
2	常规急救药品	基本配备
3	担架	基本配备
4	抢救车	基本配备
5	轮椅	基本配备
6	氧气面罩	基本配备
7	氧气瓶	基本配备
8	简易呼吸器	基本配备
9	对讲机	基本配备
10	应急药品	基本配备
11	应急照明灯	基本配备
12	干粉灭火器	基本配备
13	水基型（泡沫）灭火器	基本配备
14	二氧化碳灭火器	基本配备
15	消防战斗服	基本配备
16	消防头盔	基本配备
17	消防头盔电筒	基本配备
18	消防腰带	基本配备
19	消防战斗靴	基本配备